本书得到如下课题(项目)的资助和支持：
国家自然科学基金重点课题(No:71333010)
上海市科委重点课题(No:066921082)
上海交通大学行业研究院医药行业研究基金
上海交通大学安泰经济与管理学院出版基金

医药政策改革与医药行业研发创新

范纯增　著

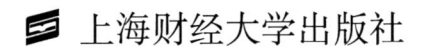

上海财经大学出版社

图书在版编目(CIP)数据

医药政策改革与医药行业研发创新/范纯增著.—上海:上海财经大学出版社,2021.12

ISBN 978-7-5642-3369-3/F·3369

Ⅰ.①医… Ⅱ.①范… Ⅲ.①医药卫生管理-方针政策-研究-中国②生物医学工程-产品开发-研究-中国 Ⅳ.①R199.2②R318

中国版本图书馆CIP数据核字(2019)第202892号

□ 责任编辑　刘光本
□ 责编电邮　lgb55@126.com
□ 责编电话　021—65904890
□ 封面设计　张克瑶

医药政策改革与医药行业研发创新
范纯增　著

上海财经大学出版社出版发行
(上海市中山北一路369号　邮编200083)
网　　址:http://www.sufep.com
电子邮箱:webmaster @ sufep.com
全国新华书店经销
江苏凤凰数码印务有限公司印刷装订
2021年12月第1版　2025年1月第2次印刷

710mm×1000mm　1/16　12.5印张(插页:2)　203千字
定价:69.00元

内容提要

  本书基于制度理论和产业集群理论对产业研发创新的作用原理,结合相关案例,分析了医药新政下医药产业集群生态及其研发创新实践。通过梳理医药新政的进展及若干关键医药新政的"靶向"功能,作者总结了中国医药产业研发创新的现状特征,构建了计量经济模型,实证了医药新政下中国医药产业的研发创新及其绩效,并针对医药新政下医药企业研发创新面临的制约因素,提出了促进中国医药产业研发创新的对策建议。本书可作为医药经济、区域经济和产业经济领域的高校师生及相关研究者和管理人员的参考用书。

目 录

第1章 医药产业制度与医药研发创新/1
  1.1 制度及其一般原理/1
  1.2 医药政策与医药研发创新/11
  1.3 典型国家支持医药研发创新的政策/14

第2章 产业集群与医药研发创新/21
  2.1 产业集群的形成及其生态机制/21
  2.2 产业集群的互动发展机制/30
  2.3 基于国际竞争力的产业集群互动/46
  2.4 集群——医药企业基本的研发创新生态/48
  2.5 医药产业集群的研发创新/53

第3章 医药新政对医药研发创新的影响/65
  3.1 医药政策变革的背景/65
  3.2 推动医药研发创新的政策/83
  3.3 医药新政对医药研发创新的激励效应/87

第4章 医药新政下企业的研发创新及其绩效/96
  4.1 医药新政下医药研发创新的进展/96

4.2 医药研发创新的决定因素/111

4.3 医药新政下医药企业的研发创新绩效分析/127

4.4 结论/141

第 5 章 医药研发创新的制约因素及其对策/144

5.1 医药新政下医药研发创新的制约因素/144

5.2 促进医药企业研发创新的对策/161

参考文献/170

后记/195

第 1 章　医药产业制度与医药研发创新

1.1　制度及其一般原理

1.1.1　制度的内涵

制度是"要求成员共同遵守的、按照一定程序办事的规程"[①]。由于侧重点和视角的不同,不同学者对制度内涵的理解和界定存在一定差异。

由表1—1中部分学者对制度的定义可以看出,尽管侧重点和视角不同,人们对制度内涵的理解存在差异,但其核心内容大致包含如下四个方面:①制度可以限制社会行为主体在交往中的任意性与机会主义。②任何制度与人的行为、动机密切相关,是人们的利益及其选择的结果。③制度通过某些激励或惩罚机制发挥效能,它的作用对象是某一部分人共同拥有的群体,它不针对某一个人或任何人,其效果就是引导、监督、规范人们的行为走向合理的轨道[②]。④制度的有效性直观地表现为有效"政策束"和秩序共识[③]。制度是人选择的,是相关人群不断博弈和交易的结果。

---

① 夏征农.辞海[M].上海:上海辞书出版社,1989:210.
② 罗必良.新制度经济学[M].太原:山西经济出版社,2005:84.
③ 罗必良.新制度经济学[M].太原:山西经济出版社,2005:75—101.

表 1—1 部分经济学家关于制度的定义

经济学家	对制度定义的阐释
拉坦	制度是一系列用来支配特定行为模式与相互关系的行为准则。①
马凌诺斯基	制度是一个有组织、有目的的活动体系,它包含价值系统、参与人、群体规范、物资装备、活动本身和制度功能六个方面的内容。②
舒尔茨	制度是涉及一系列社会、政治与经济的行为规则,包括降低交易费用的制度、影响生产要素所有者之间配置风险的制度、提供职能组织与个人收入联系的制度和确立公共品和服务的生产与分配框架的制度等。③
布朗	从个人如何凝结为社会的角度,制度是一个社会建立的公认的规范体系,是关于社会生活某些方面的行为模式。④
康芒思	制度是"集体行动控制个体行动的方式",是"遵循同一规则的交易活动的集合"⑤。
谭崇台	制度的重要功能就在于"塑造人们的思维与行为方式,提供或在某种程度上创造和扩散信息",促成"社会共识或一般性的认识基础,从而减少不确定性和风险,帮助人们估计其他人可能的行为进而矫正自己的行为"。⑥
赛尔	制度是"制度规则"及其支撑的社会生活中既存的各种建制结构的综合体,其中被法典化的规制就是制度,其余的规制为习惯和惯例。⑦
赫尔维茨和肖特	从博弈论角度,制度是博弈各方能够选择的行动及参与人决策的每个行动组合所对应的物质结果;是社会群体内用于解决或协调某类问题的行为规则,是群体内的共识。如果群体内每一个人遵守该规则,承认其他人也遵守这一规则,那么就可以形成解决该类协调问题的唯一均衡解;如果某些人不遵守该规则,并认为其他人也不遵守该规则,这时人们得到的收益会远远低于共同遵守规则⑧。
青木昌彦	制度是关于博弈如何运行的共有信念的一个自我维系系统,其本质是均衡博弈下的显化和内在特质的一种浓缩表征,这一表征被相关参与人感知,被认为与自己策略相关。如此一来,制度就以一种自我实现的方式制约参与者的策略互动,使行动具有共识性方向和目标,避免大量无谓的内耗。这些参与者的实际决策又反过来更新和创造新的制度,如此周而复始,螺旋式演进⑨。

---

① 姜林. 解析中国合作金融制度变迁[D]. 西南财经大学硕士论文,2006.
② 马凌诺斯基著,费孝通译. 文化论[M]. 北京:华夏出版社,2002:67.
③ 转引自:盛洪. 新制度经济学在中国的应用[J]. 天津社会科学,1993,(2):25.
④ 布朗. 社会人类学方法[M]. 北京:华夏出版社,2002:67.
⑤ 康芒思. 制度经济学[M]. 北京:商务印书馆,1981:111—119.
⑥ 谭崇台. 发展经济学的新发展[M]. 武汉:武汉大学出版社,1999.
⑦ John R. Searle. *The construction of social reality*[M]. New York:The Free Press,1995.
⑧ 肖特. 社会制度的经济理论[M]. 上海:上海财经大学出版社,2003:11.
⑨ 青木昌彦. 比较制度分析[M]. 上海:上海远东出版社,2001:53—58.

1.1.2 制度的功能

(1) 激励功能

激励是引起一个人做出某种行为的某种东西[1]。因为制度可以规定人们的行为选择,所以制度函数体现成本与收益的差异,从而对人们的行为选择形成不同程度的激励效应。制度函数具有多重激励维度。对于某一种制度函数而言,它依靠一系列激励因素(如明晰的产权、收益率、外部性的内部化、互助相容、共同的目标等)形成大致相同的激励方向,在一定条件下提供持续的激励动力。道格拉斯·诺斯认为:"有效率的经济组织是增长的关键因素,有效率的经济组织需要建立制度化的设施,并确立财产所有权,把个人的经济努力不断引向一种社会性的活动,使个人收益率不断接近社会收益率,社会应该为人们提供持续的、制度化的激励机制。"[2] 激励以个人追求利益最大化为前提,有效的制度可以促使每个人不断努力、不断创新。对于医药产业而言,先进的制度是激励新药研制的核心保障。

(2) 经济功能

制度的首要功能是为经济服务,任何制度必然具有特定的经济价值[3]。这种经济功能和价值主要表现在以下几个方面:

① 降低交易成本

交易是市场经济的基本活动,市场的不确定性、潜在交易对手的数量多寡及交易各方的有限理性与机会主义是构成交易成本的决定因素。有效的制度可以使交易双方获取基本的有序化行为信息,减少市场的不确定性和行为主体的机会主义行为,从而降低交易成本。人们为了争夺资源、扩充市场势力、遏制竞争对手等非生产性行为而必然带来较高的交易成本。而良好的制度会减少资源配置的不确定性,促进公平竞争,保持或提高经济的有序化程度,进而减少交易成本。

② 促进与优化合作,提高合作收益

从起源看,制度本质上是人类社会分工不断深化过程中经过无数次博弈而达

---

[1] 曼昆. 经济学原理(微观分册)(第六版)[M]. 北京:北京大学出版社,2012:120-187.
[2] Douglass C. North. *Institutions, Institution Change and Economic Performance*. Cambridge and New York:Cambridge University Press,1990.
[3] 转引自:盛洪. 新制度经济学在中国的应用[J]. 天津社会科学,1993(2):25.

成的一系列契约的总和①，它为人们在广泛的社会经济活动中的竞争与合作提供基本框架，可以规范人们之间的相互关系，减少信息成本和不确定性，显化互补性及合作的收益性，促进合作经济的发展。

③降低风险成本

良好的制度可以促使行为主体形成合理的预期，减少不确定性与风险。在产权制度不清晰的环境里，人们对自己的经济行为、收益和财产缺乏安全感，常常造成经济混乱。资源过度滥用、过度消费等短期化行为都与现行产权制度不清晰、保险功能较弱、风险过高有关。

④减少外部性功能

外部性是一个人的行为对旁观者福利的无补偿的影响②。在外部性发生的情况下，私人成本与社会成本及私人收益与社会收益必然存在差异。多数外部性的产生是由于产权制度缺失或羸弱。在知识产权制度不健全的国家或地区，技术或发明会被迅速模仿或抄袭，呈现严重的外部性，研发创新者无法依靠知识产权保护形成的独占权尽快收回研发创新成本，这打击了创新者进一步创新的积极性。建立严格的、排他性的产权制度可以实现外部性的内部化，从而消除外部性。解决外部性问题的制度思路则是通过产权的清晰界定和严格的产权保护与约束制度，降低成本，促使外部成本内部化；或者在产权清晰界定的基础上，引入市场价格机制，界定谈判双方的责、权、利，促进外部利益的内部化，从而调动理性经济人的积极性，让其自身的利益和社会利益一致。对于医药研发创新而言，减少或去除技术发明外部性的关键是建立起严格的知识产权保护制度。

⑤调整利益分配功能

制度不仅在生产和要素投入中表现为一系列规则和安排，而且在产出成果的分配中也具有规定性。只要制度不同，其对应利益分配结构就存在差异。产权制度不断变化，必然带来利益分配结构不断改变。因此，产权制度及其不断变化成为社会整体利益初次分配和再次分配的基本依据和调整杠杆。

对于医药产业而言，健全的制度可以保障医药研发创新成本降低，减少风险，

---

① 霍奇逊. 现代制度主义经济学宣言[M]. 北京：北京大学出版社，1993：248.
② 曼昆. 经济学原理（微观分册）（第六版）[M]. 北京：北京大学出版社，2012：201.

保护知识产权,促进合作竞争,提高研发创新成果的公平分配水平。

(3)约束功能与信息功能

制度约束着人们行为选择的"空间"。监督、违约成本和道德自律可以遏制机会主义,减少不确定性,保障秩序的顺畅运行。在日常社会生活中,制度可以引导和约束人们的行为,使人们明白应该做什么,应该如何去做,不应该做什么。肖特认为,"惯例和制度本身也是一种为经济当事人提供大量信息的有效的信息装置"[1]。巴泽尔认为制度是一种公共知识,它为人们的行为选择提供了公共信息与知识,并使行为主体一定程度上可以获得其他行为主体的预期行为信息。医药行业的制度建设是约束医药研发创新行为、传达医药产业研发创新信息的关键载体。

(4)增进秩序的功能

制度最关键的功能是增进秩序,建立人与人之间的相互信任。柯武刚认为,建立秩序是制度的首要功能。秩序一旦产生,必然带来社会行为主体之间的信赖和信任,从而减少合作交易成本。如果秩序约束严格,行为主体之间的合作加强,对未来具有强烈的保障预期,就可以对冒险创新试验充满信心。制度虽然可以通过奖励性规则来实施,但大多是借助于惩罚性规制来实现,缺乏惩罚的制度是无效的[2]。对于医药产业而言,行业制度可以促进企业间的有序竞争,促进合作与分工,提高研发创新效率。

1.1.3 制度的需求与供给

制度需求产生的动因是没有制度或者既有制度的老化和失效。当缺乏制度时,构建新的制度对相关利益者通常意义深远。当既有制度框架下相关利益集团无法获取潜在利益时,同样产生了对制度创新和新制度的需求,但只有当新制度能促使相关主体利益集团获得的潜在收益大于制度变革的成本时,新制度的需求才被适时采用并付诸实践[3]。科斯(1960)指出,新制度的出现取决于制度变迁成

---

[1] 高歌. 从经济思想视角解读哈耶克[M]. 北京:经济科学出版社,2007:89.
[2] 柯武刚. 制度经济学[M]. 北京:商务印书馆,2000.
[3] 罗必良. 新制度经济学[M]. 太原:山西经济出版社,2005:120-150.

本和收益的比较，其比值大小决定了是推迟还是促进新制度的产生[①]。诺斯等认为，由于现有制度无法实现潜在的利益，从而产生了行为者对新制度的需求。新制度是一个包含资本收益、风险、规模、交易成本等多因素的、复杂的预期收益函数，收益大于成本是新制度创立并实施的基本条件[②]。拉坦指出，新制度需求不仅是由更有效的制度绩效所驱动，社会与经济行为及组织与变迁的知识供给进步也是重要的驱动力[③]。菲尼指出，对于新制度的需求，绩效提高或相关知识供给等诱致因素仅仅是必要条件，不是充分条件[④]。

虽然不同经济学家对制度需求的驱动因素意见不一，但根据他们的相关表述，大致可以归结为相对价格变化、宪法秩序、技术、市场规模、国际法规和适应效率六大因素。

(1) 相对价格变化

产品和要素相对价格发生变化，行为主体之间的激励结构、讨价还价能力往往随之发生变化，而这种激励结构与讨价还价能力的变化激起了利益相关者重新缔约的热情和欲望，从而推动了制度变迁。

(2) 宪法秩序

宪法是一国的根本大法，是国内其他法律制度的基础。任何国家内部的一切制度及其变化都可以从宪法的结构中找到成因。宪法的内容与结构变化必然导致宪法秩序的变化，必然影响预期成本与收益的结构与数量的变化，进而推动制度变革，并激发人们对新制度的需求。

(3) 技术

制度是影响技术创新的关键变量。良好的制度给技术创新提供了丰厚的"土壤"和坚实的激励；技术的突破或技术变革反过来又会推动制度结构发生变化。技术进步会改变要素价格，降低交易成本，改变市场规模结构，进而诱致对新制度的需求，或者使原先不起作用的制度显现出新的潜力。

[①] Ronald H. Coase. The Problem of Social Cost[J]. *Journal of Law and Economics*, 1960, 3: 1—44.

[②] Douglass C. North. Structure and Change in Economic History[M]. New York: W. W. Norton, 1981.

[③] Vernon W. Ruttan. Induced Innovation, Evolutionary Theory and Path Dependence: Sources of Technical Change[J]. *The Economic Journal*, 1997, 107(444): 1520—1529.

[④] David Feeny. The Decline of Property Rights in Man in Thailand, 1800—1913[J]. *The Journal of Economic History*, 1989, 49(2): 285—296.

(4) 市场规模

市场规模扩大往往需要加强社会分工以降低固定成本，而社会分工的细化与发展又需要适宜的制度来支持。一些与规模经济相适应的制度创新可以显著降低制度的运行成本。规模经济发展与社会分工的深化往往引致对新制度的需求。

(5) 国际法规

这里的国际法规主要是指联合国及其分支机构以及两国或多国制定的法律法规。在很多情况下，国际法规只有本国实际参与才会有执行的承诺。在全球化的今天，世界各国不断拓展和深化与国际接轨是必然趋势，无法回避，而许多国家内部的制度无法适应开放全球化环境也是客观事实。全球化框架下的国际法规体系对各国内部的制度必然产生直接或间接、主动或被动的深刻影响，各国国内法规、制度也提出了对自身国际化的新需求。

(6) 适应效率

有效的制度创新是扬弃旧有制度而形成的与社会经济更匹配的新制度。具有适应效率，是一项新制度开辟需求市场并为相关行为主体遵行实施的关键。所谓适应效率，就是允许实验、允许分权决策，从而为组织提供一个创新机制或个人行为框架，以使其更加快速地适应外部不确定性并分担组织风险，保护产权，消除组织错误等。提高适应效率是促使制度创新加速的内在动力。

从制度供给看，影响制度供给的因素非常复杂，包含政府、企业家等不同行为主体。一项新制度的供给需要满足的基本条件是：该项制度带来的收益明显高于构建和实施该制度引致的成本。制度是公共物品而不是私人物品，它是多主体、多阶段博弈选择的综合结果，不是某一个人或某一个组织决定的。总体而言，制度的供给受宪法秩序、创新成本、社会知识水平、现存制度和规范性行为规范等因素制约。

宪法秩序可以压制制度创新，也可以激励新制度的实验和建构。宪法是建立新制度的法律基础，深刻影响创新主体进入政治体系的成本大小，决定创新制度的可行性和难易程度。它也为新制度规定了选择空间，并深刻影响新制度的实践进程和模式。如果一个国家或地区的宪法秩序稳定且富有活力，它将有效降低制度创新的风险与成本[①]。

新制度创立需要付出一定的成本。这里所说的成本既包括旧制度的废除成本、消除制度变革阻力的成本和制度变革中的不确定性成本,也包括新制度的设计和组织成本以及实施新制度的机会成本。新制度创新付出的成本越低,越容易促进新制度的需求和创立;反之亦反。

社会知识水平对新制度供给有着深刻影响。一般而言,人们的知识水平决定于认知水平。当受教育水平越高、占有的科学知识越多时,人们对新制度的认知和接受能力就越强。这就使新制度的设计与实施越有效率[②],也就越有利于制度变迁。

既有制度也深刻影响新制度的产生。一般而言,既有制度存在很大的惯性,它通常对新制度具有明显的排斥效应和巨大的阻力。因为现有制度下的既得利益集团和既有格局根深蒂固,必然带来新制度的谈判成本和施行压力的明显增加。

规范性行为是影响新制度实施的又一重要因素。任何制度框架下的行为规范均根植于文化的"土壤"中,新制度的设计、创立和安排必须与地方文化协同。如果没有很好地考虑文化环境及其适应性,新制度、新规制大多难以有效实施,或者即使能够实施,其效率也会大打折扣,以致其额外成本大量增加。

当前,中国医药行业的深入改革对医药行业的新制度提出了迫切要求,如急需建立新药快速审批制度、研发投入激励制度、吸聚高级医药研发人才制度及知识产权制度。国家药品监督管理局、国家医疗保障局、国家卫生健康委员会的重要使命,就是要保障医疗支付、医药监督管理和卫生健康政策制度的制定,满足医药研发创新的需求。

1.1.4　推动制度变化的主要因素及演变机制

制度的内涵包括社会道德伦理、社会习惯、共识、惯例及法律、法规和政策等。制度经济学家大多认为道德伦理、社会习惯、共识、惯例等是自发演化而来,而大部分成文法规则是精心设计形成。当然,不同的学者对其发生机理的理解和解构

---

① 罗必良. 新制度经济学[M]. 太原:山西经济出版社,2005:84.
② Vernon W. Ruttan. Induced Innovation, Evolutionary Theory and Path Dependence: Sources of Technical Change[J]. *The Economic Journal*, 1997,107(444):1520—1529.

也存在差异。凡勃伦认为，思想习惯构成制度系统的基础。在制度起始阶段，生产与生活技术手段与现行制度原则本能地适应，并通过生命活力以某种方式展开并表现为生活方式。人们的生活方式惯性形成个人的价值观和思维方式，其中占主导地位的价值观构成社会规范，而社会规范再不断移植上制度原则，就形成了由法律规则和社会经济组织方式组成的制度安排，这标志着制度演化从初始阶段进入第二阶段。这一过程表现为个人思想习惯—社会规范—制度安排的演进路径，是制度系统的基本构架。诚然，制度系统也会反作用于起始的生活环境和制度规则，两者形成螺旋式互动上升而不断发展。①

哈耶克认为人们的思想观念决定制度系统的形成机制和演化方向②，并认为从组织化的行为规则上升为组织化的社会秩序是制度系统基本的内在生长机制，这需要精心的顶层设计。具体而言，社会中的制度系统基于命令和具体目标的组织化行为规则，进一步上升为实体法律，服务于某些具体可见的特定目标（如交通、环境管理、市场交易等），从而构建起有效的、组织化的社会秩序。制度系统深受文化传统与宗教的影响，人们的组织化行为也会影响文化、传统和宗教，人们可以根据制度系统的演进理性改造文化传统和宗教。因此，制度系统和思想文化系统可以和谐互动，进而促进制度向高级化的方向演进③。

诺斯将价值观作用引入理性选择模型，以解释制度变化的成因和演变机制。他认为，当社会初始的制度原则确定后，该规制就为其中的社会成员提供了一套激励结构。在这种结构下，行为和组织者面临两种选择：在现行规制内投资，还是将资源配置在改变现行规制中。行为组织者按照收益率最高原则对投资方案进行权衡和取舍。由于制度和其他经济投资活动一样遵循规模报酬递减规律，当相对价格变动导致新的获利机会出现时，行为者往往选择在现有制度系统的某个边际收益上进行革新与调整。由此可见，投入要素的报酬边际递减和相对价格变化决定了制度系统的渐进性变革，其基本方向是将要素投入的边际收益递减转变为边际收益递增。因此，制度升级换代的基本路径是沿着投入要素的边际收益递增

---

① Thorstein Veben. *The Instinct of Workmanship and the State of the Industrial Arts*[M]. Reddish: Read Books Ltd. ,2011:34—36.
② 高歌. 从经济思想视角解读哈耶克[M]. 北京:经济科学出版社,2007:221.
③ 哈耶克. 法律、立法与自由[M]. 北京:中国大白科全书出版社,2000:48—54.

方向前进。但这种阐释仅仅考虑了相对价格变化和制度的渐进性变革,忽视了制度演进中行动者偏好(如价值观或意识形态)的影响,难以阐释制度的激进型变革。为此,诺斯进一步引入价值观因素,认为渐进性制度变革不仅取决于经济收益水平,还需要考虑价值观的表达成本。当价值观的表达成本很高时,价值观对制度变化就会产生较小影响;反之亦反[1]。

格雷夫认为,制度的形成与演进首先体现为社会成员间的协调难题,而弄清个人对相关人群的预期并形成共同预期是解决这一难题的基础条件。"理性的文化信念"是社会成员基于既定文化背景和文化传统下的共同预期,它调节着各个社会成员的最优策略,引导社会形成多重的复杂博弈,并达成某种共同期望的均衡,各成员的最优策略及其博弈也同时创造新的制度安排。制度激励在解决社会成员面临的冲突的同时,也在创造、改革、更新和升级着制度本身。这充分表明,制度可以促进和激励技术创新,推进相关实践活动,解决成员间的协调难题。这些创新技术、相关实践活动及其实践过程中的冲突解决过程也创造着新的制度内容。因此,在一定的文化环境中,技术创新及其实践活动与制度建构和演化间存在良性、积极的相互促进机制[2]。

制度的生命周期理论将制度分为7个阶段:孕育期、婴儿期、儿童期、青年期、成熟期、老年期和消亡期[3]。孕育期表现为意识到存在的问题上升为威胁、危害或风险,解决问题提到议程中;婴儿期表现为根据当前问题调整现有的法规和规则;儿童期表现为探寻标准;青年期表现为完成风险评估标准开发,形成更加直接、自主的国家规制;消亡期表现为问题改变或消失,从而解除原来的规制并重新制定新的规制[4]。

医药产业研发创新应遵循普遍的制度演变规律,不断更新医药创新管理与激励制度,让其保持先进性并高效率运行。

---

[1] 诺斯. 制度、制度变迁与经济绩效[M]. 上海:上海三联出版社,1994. 柯武刚,史漫飞. 制度经济学——社会秩序与公共政策[M]. 北京:商务出版社,2000:44—56.

[2] Avner Greif. Cultural Beliefs and Organizations of Society: A Historic and Theoretical Reflection on Collectivist and Individual Societies[J]. *Journal of Political Economy*,1994,102(5):912—950.

[3] 乔舒亚·纽曼. 规制与时间:规制发展的时序模型[J]. 国际行政科学评论,2014,80(3):17—35.

[4] Michael Howlett, Adam M. Wellstead. Policy Work in Multi-level States: Institutional Autonomy and Task Allocation among Canadian Policy Analysts[J]. *Canadian Journal of Political Science*,2012,45(4):757—780.

1.2 医药政策与医药研发创新

1.2.1 医药产业是民生的重要保障

(1)医药产业是重大民生产业

医药产业发展水平关系到一个国家每个人的切身利益。药品的安全和有效性直接影响患者的疾病治愈率和病体的康复能力,而药品的价格则直接决定患者获得适症药物的可行性。如果药品价格合理,品种齐全,新药不断增加,则可提升居民的福利水平;反之,若药品价格过高,药品品类较少,新药研发与供给不足,患者的需求则无法满足,从而使病患无法得到有效治疗,以致医患关系紧张。任由此种事态发展,可能演变为难以处理的社会问题,给社会带来极大的不稳定。

医药产业的发展水平关系到社会稳定,医药研发创新和可持续发展问题是重要的社会敏感问题,是重大的民生问题,需要专门、有效的制度和政策来引导和规制。这也是近年来国家制定医保药品目录、基药目录和辅药目录,推进仿制药一致性评价,加强医保药品目录谈判,改革和实施带量采购制度等,以降低药价、保证药效的重要原因。国家还推行 MAH,实施临床研究申请的默许制,加强专利保护,鼓励原研新药和首仿药、难仿药的研发创新,以满足国民日益增长的对药品的需求。

由于药品关系到百姓的生命和健康,药品福利是国家诸多福利的核心,其他福利依附于生命健康福利而存在。药品价格与药品供给公平合理,让弱势患者人群也能公平获得同质量的药品医治,这与市场原则存在一定的冲突,需要政策制度进行保障。

(2)医药是具有巨大带动作用的朝阳产业

医药产业是密切关联基础研发、应用基础研发和应用技术研发环节的全产业链驱动发展的全球性产业,市场范围大,受经济周期影响小,产业的前向、后向及平行联系强,带动作用大,是人类永恒的朝阳产业,对经济发展具有极大的推动作用。如 2016 年美国生物科学产业发展所带来的就业达到 794.54 万人,带来的劳动收入达到 5 581.53 亿美元,产业增加值达到 1.05 万亿美元,增加了 810.76 亿美元的地方税收和 1 410.68 亿美元的联邦税收(见表 1—2)。

表 1—2　　　　　　　　　2016 年美国生物科学产业的经济影响　　　　　单位:百万美元

影响类型	就业(人)	劳动收入	增加值	产值	州/地方政府税收	联邦税收
直接影响	1 743 639	181 526	422 520	884 545	27 418	52 083
间接影响	2 763 391	201 634	314 176	574 249	24 245	46 063
引致影响	3 468 360	174 993	309 087	549 423	29 413	42 921
总影响	7 975 390	558 153	1 045 783	2 008 218	81 076	141 068

资料来源:TEConomy/BIO. Investment, Innovation and Job Creation in a Growing U. S. Bioscience Industry. https://www.bio.org/sites/default/files/legacy/bioorg/docs/TEConomy_BIO_2018_Report.pdf.

目前,随着我国经济的不断发展,人民的收入水平和支付能力不断提高,对医药的需求不断增强,这必将极大地推动医药产业的发展。作为为生命保驾护航的医药产业,其规模和产业带动能力将会不断加强。

(3)医药产业发展水平是国家文明程度的标志

医药产业发展水平决定各类治疗药物的研发生产能力,决定提高患者生活质量、延长患者寿命的能力。医药产业的发展会带来国民预期寿命提高、婴儿死亡率降低等标志国家文明水平和发展水平指标的大幅度提高。如果一个国家的医药产业发达,就会不断研制出新药,增加治愈重大疑难病患的概率。如癌症作为人类面临的重大生命安全疾病,曾经的治愈率几乎为零。随着时代的发展,许多治疗癌症的新药不断涌现,目前癌症患者的 5 年存活率有了很大的提高,某些癌症在新药的治疗下甚至转变为慢性病,有些甚至完全治愈。这充分显示了医药产业对国家文明程度和发展水平的决定性影响。

医药产业具有的复杂性决定了其发展需要一系列复杂的政策与合理、科学的政策系统,如:新药研发涉及临床前基础研究的资金供给制度、临床研究审批制度、新药上市审批制度、知识产权期限及保护制度、税收补贴制度、独占性经营期限制度。这需要完善的政策系统来保障。

1.2.2　医药研发创新政策束具有复杂的进化过程

医药研发创新不仅需要制度政策的支持,而且需要相对超前的制度政策束来支持。政策束具有多元性,不同政策可以支持不同研发阶段、不同创新生态条件下的医药研发创新。

政策束内不同政策都具有自己的存在条件和生命周期。政策束内某一政策的出台往往是相对超前的,能够明显促进医药研发创新。但随着时间的推移,政策的存在环境发生了变化,常常表现为既有制度和政策随着时间的演进而显得过时和落后,进而成为阻碍行业研发的制约因素。在这种情况下,行业发展会倒逼和刺激制度政策的改革,原有政策将退出行业有效政策束,新的积极政策会从生长区进入成熟区,适度超前地支持和推动行业研发创新。如此一来,医药研发创新和医药制度政策之间呈现为这样一种不断演进的"耦合—离合"机制:适度超前的医药制度政策—促进医药行业研发创新—医药行业制度政策逐步落后—阻碍医药行业的研发创新—医药行业倒逼和刺激医药产业制度政策更新和变革—形成新的适度超前的医药制度政策并重新成为推动医药行业研发创新的支持力量……并在此机制作用下,不断循环往复,从而将研发创新不断向前推进(见图1—1)。

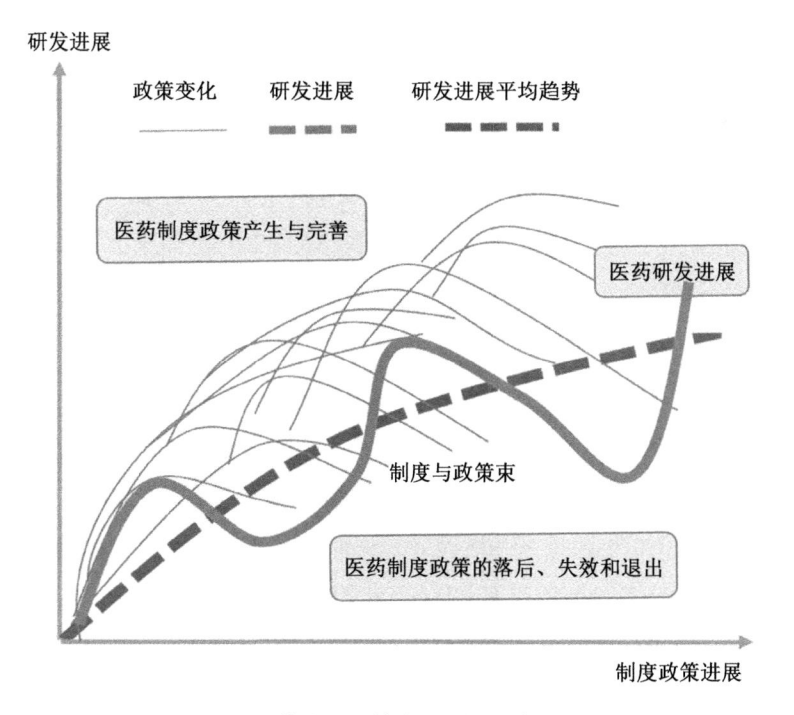

图1—1 医药产业政策束演变与医药产业创新

制度及政策环境具有区域差异性,良好的区域制度政策环境表现为:能够激励研发人员倾心研发;不断对重点发展产业细分领域提供资金支持,不断增加科技基础设施投资,促进企业降低研发成本;开放人才市场,形成对高级人才和尖端人才的大力吸引。

1.3 典型国家支持医药研发创新的政策

1.3.1 美国的医药产业政策与医药产业研发创新

美国的医药产业政策与制度包括基础研究的支持政策、共性技术与应用基础设施建设的支持政策、应用技术商业管理政策和行业的特色管理政策。这些政策的共同作用保障了美国医药产业的创新。

(1)国家自然科学基金(NSF)等的有力支持

近年来,美国政府借助 NSF 等大力支持医药领域的基础研究工作及医药研发人才的培养。美国国家自然科学基金 2018 年的总资助资金为 74.71 亿美元,其中 54.40 亿美元流向大学、研究机构等合作方。在七大支持领域(物理、工程、数学、社会和心理学、环境科学、生物学以及计算机科学)中,对生命科学的支持力度最大,项目申请支持率为 69%,仅低于计算机科学的 85%,远高于七大领域平均资助率的 25%[①]。正是这样的政策成就了美国生物及医学基础研究全球最发达的地位。

(2)国立卫生研究院(NIH)的有力支持

美国每年通过 NIH 将大量的联邦政府资金用于支持核心医药企业的核心医药项目研究。2011 年 NIH 对生物医药的研发总投入为 238 亿美元,2017 年增加到 262 亿美元,2019 年超过 310 亿美元。这促进了医药产业研发创新能力的提高和整个医药产业的发展。从获得 NIH 资助的总量来看,2017 年加利福尼亚州、马萨诸塞州和纽约州分别获得 39.46 亿美元、27.17 亿美元和 23.86 亿美元的资助,

---

① NSF. FY 2018 Performance and Financial Highlights. https://www.nsf.gov/pubs/2019/nsf19003/nsf19003.pdf.

排在获得 NIH 资助州中的前三位,排在第 10 位的俄亥俄州获得的资助金额也达到 7.54 亿美元;从获得 NIH 资助的人均水平来看,排在前三位的是马萨诸塞州、哥伦比亚特区和马里兰州,超过了 200 美元/人的水平,而蒙大拿州则以 100 美元/人的资助力度排在第 10 位;从获得资助的增长速度来看,2014—2017 年怀俄明州、马里兰州、阿拉斯加州、密苏里州从 NIH 获得的资助增长率均超过 50%,排在前三位,排在第 10 位的阿肯色州的增长率达到 29%(见表1—3)。

表1—3　　　　　　　　2017 年 NIH 资助前 10 个州的情况

资助州	资助总额（亿美元）	资助州	人均资助额度(美元)	资助州	2014—2017 年的增长率(%)
加利福尼亚	39.46	马萨诸塞	396	怀俄明	66.1
马萨诸塞	27.17	哥伦比亚特区	328	马里兰	59.4
纽约	23.86	马里兰	266	阿拉斯加	55.7
宾夕法尼亚	16.73	罗得岛	161	密苏里	50.9
马里兰	16.12	康涅狄格	146	西弗吉尼亚	49.2
北卡罗来纳	12.46	华盛顿	135	佛罗里达	37.4
得克萨斯	11.61	宾夕法尼亚	131	弗吉尼亚	34.6
华盛顿	9.98	北卡罗来纳	121	爱达荷	32.0
伊利诺伊	8.06	纽约	120	罗得岛	29.4
俄亥俄	7.54	蒙大拿	100	阿肯色	29.0

资料来源:TEConomy/BIO. Investment, Innovation and Job Creation in a Growing U. S. Bioscience Industry. https://www.bio.org/sites/default/files/legacy/bioorg/docs/TEConomy_BIO_2018_Report.pdf.

在 NIH 强有力的资助政策引导下,美国生物医药产业的集群化发展迅速,发展方向和特色明显,研发创新效率达到很高的水平。从生命科学投资总量看,2017 年加利福尼亚州的投资量达到 55.39 亿美元,纽约、得克萨斯、宾夕法尼亚、北卡罗来纳等州的投资量也都超过 21 亿美元,排在第 10 位的密歇根州投资量也达到 13.36 亿美元;从人均生命科学研发投资水平看,最多的是怀俄明州,为 457 美元,马里兰、阿拉斯加、密苏里、西弗吉尼亚、佛罗里达等州的人均生命科学研发投资也都超过 200 美元/人,排在第 10 位的阿肯色州也达到 164 美元/人;从生命科学研发投资占全部科学与工程投资的比重看,排在前 10 位的比重都超过 70%(见表 1—4)。

表 1—4　　2017 年 NIH 投资生命科学研发最多的前 10 个州的情况

州	生命科学研发总投资(亿美元)	州	2014—2016 年增长率(%)	州	2016 年人均生命科学研发总投资(美元)	州	生命科学研发投资占科学与工程投资比重(%)
加利福尼亚	55.39	怀俄明	135.2	怀俄明	457	密苏里	84.6
纽约	40.57	阿拉斯加	24.1	马里兰	284	佛蒙特	81.8
得克萨斯	32.76	科罗拉多	21.8	阿拉斯加	258	阿肯色	80.8
宾夕法尼亚	24.253	蒙大拿	18.2	密苏里	253	康涅狄格	80.2
北卡罗来纳	21.60	内华达	17.8	西弗吉尼亚	213	肯塔基	78.2
马萨诸塞	17.23	宾夕法尼亚	17.6	佛罗里达	205	北卡罗来纳	75.9
马里兰	17.08	亚利桑那	15.0	弗吉尼亚	190	内华达	75.0
伊利诺伊	14.30	亚拉巴马	14.8	爱达荷	176	南卡罗来纳	72.6
俄亥俄	13.44	康涅狄格	14.6	罗得岛	166	蒙大拿	71.9
密歇根	13.36	马萨诸塞	13.7	阿肯色	164	俄勒冈	70.3

资料来源:TEConomy Partners Analysis of National Science Foundation (NSF) Higher Education Research and Development (HERD) Survey.

(3)专利保护制度和新药自由定价制度

美国通过有效的专利保护制度和新药自由定价制度,使创新成果在专利保护期能享受独占权利,攫取高额垄断利润。美国对新药的专利保护可达 20 年,某些特殊药物及专利还可享受专利延长的待遇,获得更长的垄断利润攫取期。美国市场上销量不足 20% 的新药可以得到高达 80% 以上的利润,原因就在于此。这充分表明,创新药才是持续高额利润的来源,从而有力地激发了医药企业新药研发的积极性。美国还设立专利挑战制度,鼓励医药企业对独占期的专利发起挑战,借此提高专利质量,减少过度垄断。

作为国际人用药品注册技术协调会(ICH)成员,美国通过药品上市许可持有人制度(MAH),激励研究人员利用上市许可获取更大的研发收益;通过加快某些新药的优先审批,相对增加新药的市场独占期,以获取高额垄断利润。所有这些都强化了对创新主体热情的激励和创新成果的保护,加快了创新成果的转化。

今天的创新奠定明天的经济格局,强大的医药研发造就了美国发达的医药产业。美国的医药研发规模最大,实力最强,医药专利最多,新药最多。

(4)产学研结合和地区专业化发展

通过相关税费优惠、生产标准化、随机检查制度及科技基础设施布局等措施,美国引导医药产学研结合和地区专业化发展。如北卡罗来纳创新三角、新泽西、波士顿、加利福尼亚等医药产业发达地区的地方政府对医药产学研都有税费减免支持,同时接受 FDA 及相关部门对生产环境和产品疗效的随机检查,保证研发成果的产品化效能。NIH 和 NFS 等支持的国家重点实验室系统对这些地区的医药研发创新也起了极大的推动作用。

(5)医药研发创新

美国还通过特殊的医疗保障制度,如完善的医疗健康保险制度等,促使国民重视医疗健康的投资,进而促进医药消费,推动医药研发创新。目前美国医疗支出占 GDP 的 18%,人均医疗花费超过 9 000 美元,而且还在快速增长,其中 30%~40%用于药物的支付,这使美国(仅有 3 亿多人口)成为全球最大的医药市场。不断加大的消费能力拉动了医药需求,客观上促进了医药研发创新的发展。

1.3.2 印度的医药产业政策与医药产业研发创新

作为发展中国家,印度的医药产业制度以专利强制许可结合限制化合物专利授权、价格管制、外国投资限制及符合印度国情的 TRIPS 协议为核心。印度形成了以仿制药创新为主的研发创新体系,并逐步向以新药研发创新为主的研发创新体系转变。

(1)专利强制许可制度

1970 年以前,由于沿袭殖民地时期严格的知识产权制度,印度的研发创新能力弱,面临的直接后果是因买不起原研药,百姓对药品的急迫需求无法满足。在此背景下,新执政的甘地政府废除了原有的专利制度,制定了只保护方法专利、不保护药品专利的新专利法。这一新规支持仿制创新,无论专利是否到期,原研药都可以合法仿制,从而使印度的仿制新药快速发展。1994 年印度加入 WTO,在基本接受 WTO 关于知识产权协议的同时,印度要求 WTO 给予 10 年的过渡期,并颁布强制许可专利法。也就是说,对一些重要药品,无论是否出专利保护期,印度都可以仿制并出口到尚没有该药品的国家或地区。

通过执行只保护方法专利、不保护药品专利及强制许可专利法，印度拥有以仿制新药为主导的创新体系。到目前为止，印度是世界上药品出口大国，也是世界第一仿制药大国，国际竞争力很强，药品的净出口量不断提高。2014—2018 年印度药品净出口总量从 100.3 亿美元增加到 122.4 亿美元。其 RCA 竞争力指数保持在 0.75～0.78（见表 1—5）。2017—2018 年印度出口仿制药品 143.07 亿美元，约占全球仿制药市场的 20%，出口市场涉及 200 多个国家和地区，最大的出口对象国为美国。

(2)价格限制和外资限制

为满足收入低的国民能消费得起仿制药物，印度政府规定药厂生产药品的税前利润不得高于市场售价的 15%，这使印度在 20 世纪 80 年代成为世界上药品价格最低的国家。为了保护本国药企，1973 年印度就颁布法律，规定外资在本国医药企业中的比重不得超过 40%，保证了本国医药企业在印度的绝对主导地位，推动了仿制医药研发创新的发展。

(3)鼓励开发国际市场

受制于国内消费水平、价格管制、研发创新资产不足等因素的影响，印度医药企业的生产与研发创新水平始终难以快速提升。为解决这一问题，印度政府鼓励本国医药企业开拓国际市场，利用外国研发资产，主要包含两个方面的内容：

第一，通过申请 FDA 认证、EMA 认证及日本、中国等国家的认证，印度逐步将价格低廉的仿制药出口到海外。

第二，通过兼并、购置海外研发创新资产，如买入处于临床前或临床初期的药物进一步研发，或购置海外医药生产研发企业，对具有较大市场价值的高仿药、难仿药开展研究。

1995 年后，印度逐渐认识到 WTO 药品专利法过渡的 10 年终将过去，医药专利制度必须转到既要保护方法也要保护产品的国际惯例上来，注重与国际接轨，逐步实施更加严格的专利制度，鼓励原研药的开发，并不断加大医药研发资金投入，在美国、欧洲等地不断加大研发中心建设和高价值医药研发资产的购买力度，兼并一些富有研究能力的海外医药企业或研发机构，促进了印度医药产业研发创新结构的变化，其新药研发能力持续加强。

(4)鼓励承接合同研发和制造

印度的劳动力成本较低,而且具有庞大的消费市场,临床研究所需的人体试验或动物实验成本较低,吸引了许多跨国公司将研发和临床试验转包到印度,促进了印度医药产业的研发创新。

表1—5　　　　　　　　　印度药品的进出口及竞争力　　　　　　　　单位:美元

年份	进口	出口	净出口	RCA 指数
2014	1 631 153 579	11 663 325 523	10 032 171 944	0.754 6
2015	1 618 037 595	12 544 722 058	10 926 684 463	0.771 5
2016	1 697 797 871	13 042 715 969	11 344 918 098	0.769 6
2017	1 809 322 574	12 884 848 379	11 075 525 805	0.753 7
2018	2 064 096 677	14 300 419 263	12 236 322 586	0.754 6

资料来源:UN Comtrade 数据库。

1.3.3　中国的医药产业政策与医药产业研发创新

中国是一个人口大国,也是一个医药市场大国。就总体经济规模来看,中国仅次于美国,位居世界第二位,但医药研发创新能力不足,在原研药的研制方面处于弱势地位。导致中国医药研发创新不足的因素很多,而创新动力不足是其中最重要的因素。

改革开放以来,中国经济发展迅速,对医药的需求增长很快。在卖方市场的情况下,医药产业制度的关键是增加药品供给。医药行业即使没有创新也可以通过普药的生产、销售获取高额利润。医药企业最重要的策略选择是将投入中心聚焦到药品生产和市场份额的争夺上。

同时,中国医药企业规模小,可动用的资金有限,费时、费力、费财的难仿药和新药研发未受到足够重视,而激发医药行业研发创新的 MAH 制度、ICH 制度、专利挑战制度、对生物制品的试验数据进行排他保护制度、生物类似药的简化申请制度、专利链接制度等尚不健全或几乎处于空白状态,也大大限制了重要医药创新的热情和投入。就企业规模看,中国以医药研发创新与制造为主导的医药企业在世界 500 强中不见踪影;就投资水平看,中国企业在医药研发方面的投资总量不如辉瑞等跨国公司的研发投资量；就药品来看，中国在世界重磅药物中占比甚少。这不仅严重制约了医药产业发展的后劲，也极大地影响了中国百姓的福祉。

为了解决这些问题，近年来中国政府颁布了一系列医药政策，力图改革研发创新体系。特别是自 2015 年以来，中国通过出台带量采购制度、一致性评价制度、MAH 制度、ICH 制度、两票制、专利期延长制度、新药注册申请快速审批制度等，不断完善医药研发创新体系，中国的医药生态得到了很大的改观。2018 年以来，我国医药产业呈现出研发投资增速快、肿瘤药领域的新药研发发展迅速、专利申请数量质量不断增加的局面。随着普药呈现微利趋势，更多的企业逐步把发展的重心转移到新药创新上来，力图通过规模、技术、创新寻求生存和发展。若干具备发展医药产业条件的地方政府也在积极组织各方力量，配备较为完善的激励政策，力争创造有利于研发创新的集群生态，促进医药研发创新。

综上所述，医药产业制度与政策包括产权制度、税费制度、空间布局制度、国际化制度等，其核心是知识产权制度、新药定价制度、政府的研发支持制度、新药注册审批制度。新药对知识产权保护的依赖性极高。不同国家制定了不同知识产权激励制度，如专利制度和数据保护制度、新药垄断定价制度等，在规定时间内保护投入巨资的专利持有者，持续激励新药研发。

第 2 章　产业集群与医药研发创新

2.1　产业集群的形成及其生态机制

2.1.1　产业集群的形成

产业集群是"种子"企业依托适宜的外部环境逐步成长而成的。一般而言,产业集群的萌生可能是偶然事件引起的,也可能是一些内在条件引起的。Krugman(2000)认为,历史上的偶然事件和累积过程在产业集群的形成中起决定性作用[1]。

就实际情况来看,有些产业集群的形成是基于历史传统形成的,如我国永康的五金电器集群;有些产业集群是由于外资的进入而诱发形成的,如我国北京的医药产业集群、苏州的医药产业集群、连云港的医药产业集群等;但更多的产业集群是得益于官学研的合力作用而形成的,如美国加州的医药产业集群、北卡罗来纳创新三角医药产业集群,英国的肯特医药产业集群,我国的张江医药产业集群、济南医药产业集群等,都是在研发人员及政府的有力推动下形成的。

产业集群的发展需要制度条件支撑。产业集群的形成,从宏观上看,是要素定向流动的结果;从微观上看,是企业按照相关性而在特定地区集中的结果。不同经济制度对产业集群的形成和发展有着不同的影响,起着不同的作用。计划经济制度下,企业的布局主要在行政力量下进行,使企业在特定的地区集聚,但缺乏

---

[1]　张聪群. 产业集群互动机理研究[M]. 北京:经济科学出版社,2007:78.

企业之间的有效合作,难以称为真正的产业集群。在市场经济制度下,产业集群的发展往往得益于政府发展产业集群的促进政策,因此易取得良好的效果,集群内部的企业之间分工协作良好,溢出效应较强,如近年来我国苏浙沪的产业集群发展。

产业集群发展的另一个重要条件是需要专业化的市场支撑。专业化市场的形成有利于交易效率的提高,并进一步促进分工深化,促使产业集群形成。产业集群的形成又会进一步促进专业化市场的成长。因此,专业化市场与产业集群的形成与发展是相辅相成的。

产业集群本质上是企业在某一领域基于精细分工与专业化的产业链在特定地域的集聚所形成的互动关系[1],它是企业在一定的制度环境和市场环境下通过偶然因素、历史传统或者政府的积极推动而形成的。既有的产业集群是新产业集群发展创造的条件。产业集群之间可以相互支持。产业集群一旦形成,往往呈现自我强化的循环机制。

2.1.2　产业集群的结构及其生态功能

(1)产业集群的结构

从结构上看,产业集群是一个以企业为节点、以技术合作知识传递为纽带的网络组织。一般而言,网络组织包括核心网络、辅助网络和外部网络三个方面。就产业集群而言,生产商、供应商、互补企业、竞争企业等通过经济技术合作,构成核心网络;地方政府、行业协会和其他中介组织、科研院所及培训机构等通过服务构成辅助网络;集群与外部环境之间的信息、知识、资源的传递和交流则构成外部网络(见图2—1)。

企业集群内部通过核心网络和辅助网络将各类节点密切关联,协同互动,促使资金、技术、劳力、信息等资源优化配置,不断提高集群效率和能级。

不同的产业集群之间可能相互独立,也可能在辅助层或外部层具有一定的要素交叠。同时,集群之间还可能通过龙头企业,通过地方政府、科研机构、行业协会等组织,或者通过FDI、技术创新、知识溢出与技术模仿等,彼此竞争合作、互动

---

[1] 张聪群.论产业集群的本质、特征及其结构[J].学习与探索,2007(4):142—146.

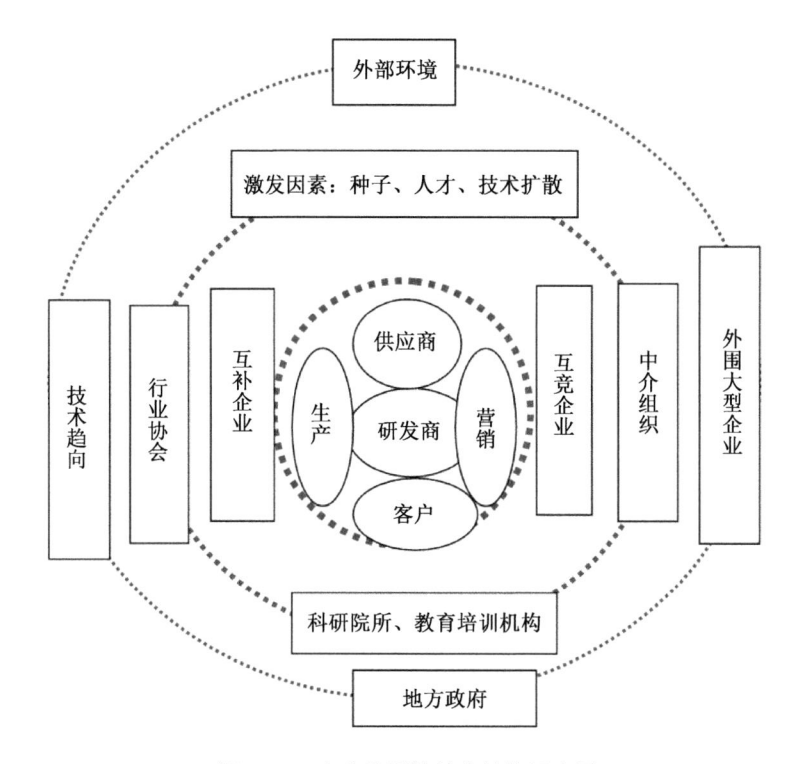

图 2—1 产业集群的基本结构示意图

发展(参见图 2—2)。

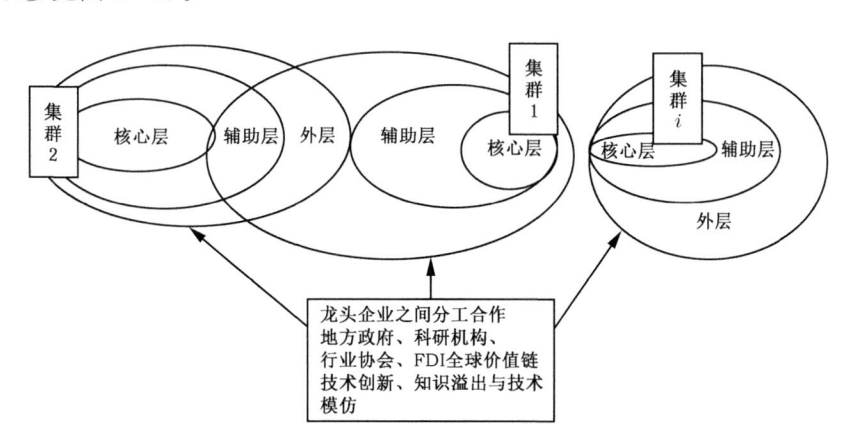

图 2—2 产业集群结构及不同产业集群的关系

(2)产业集群的生态功能

产业集群是企业产生正外部性、提高企业竞争力的重要组织形式,可在一地形成有利于产业发展的良好环境。产业集群不仅是一组企业,而且是一组有价值的经济、政治、文化关系簇,往往形成一个市场、投资场、竞争场、合作场和发展场,是支配世界经济地图的重要因素,具有强大的经济功能。

产业集群的基本功能主要表现在如下几个方面:

① 促进资源的合理配置,提高效率

产业集群可以通过要素的流动,动态配置资源,从而使资源配置结构更加合理。产业集群内企业集中在一起,进行灵活的产业分工,节约物料,减少库存,减少资源获取和转换的障碍,不仅可以降低原料和产品的运输成本,也可以降低企业的搜寻成本和交易成本,进而大幅度减少总成本。产业集群的基本效能至少表现在以下三个方面:

第一,借助于互动机制降低企业在寻求改变过程中所需要付出的转换成本;

第二,通过"干中学"和学习效应带来的群内各企业利用资源的能力及适应性的加强,使集群作为一个整体获得更高的效率;

第三,产业集群内长期形成的网络关系有助于促进集群从外部经济和联合行动中得到的竞争优势的提升。

② 促进创新

产业集群有利于创新的功能主要表现在以下几个方面:

第一,构建激励创新的氛围。集群内企业存在强烈的竞争,迫使企业在产品研发、生产、营销等方面积极创新,以适应市场发展需要。

第二,促进知识与技术转移扩散。集群具有发达顺畅的市场组织网络,信息、知识(尤其是隐含知识)与难以言传只可意会的经验都可以得到传播,产生明显的知识外溢,进而促进知识转移扩散,从而为创新创造了条件。

第三,有效降低创新成本。集群内广泛存在着学习曲线,使得专业化小企业学习技术更加容易,成本更低。集群内良好的竞合机制,有助于加强企业间的技术创新合作,降低技术创新成本和新产品的开发成本。

③ 增加市场机会和拓展新业务

产业集群广泛的联系将内部产供销企业和地方政府、研发机构等连为一体,也把区外的国内、国际市场联系起来,增加了企业扩大产品市场的机会,有利于拓展各种新型业务。

④促进区域品牌形成

产业集群内存在的大量企业,为区域品牌形成奠定了基础。任何产业集群都具有主导领域,企业和产品也主要集中在这些领域,一般在全国乃至国际市场上占有较大的市场份额,享有较高的知名度。随着集群产品的国际竞争力不断增强,区域品牌逐步形成。区域品牌是一种无形资产,它比单个企业或产品品牌更形象、直接,是众多企业品牌精华的浓缩与提炼,具有广泛的、持续的品牌效应[①]。区域品牌是产业集群企业共同生成的,具有明显的外部性,也为区内所有企业所享有。这有利于企业对外联系,开拓国际市场,并对产品合理定价,提升区域形象,也有利于吸引外部优质生产要素进入集群内部[②]。

⑤自我更新与成长能力

具备生态系统特征的产业集群必然具有不断吸聚相关资源的能力,在不断强化、更新既有功能特色的同时,在市场"无形的手"的引导下不断转化研发成果,拓展新业务,进而使整体的生态功能更加强大和高级化。

综上所述,对于产业来说,通过优势簇战略,建立产业集群,进而提升其竞争力,是可行且必要的产业发展方式。特别是对发展中国家而言,在不具备良好的宏观发展环境的情况下,通过集聚人力、物力与财力,构筑微观的适合特定产业发展的"基地",以提升其竞争力,进而改变其全球竞争中的劣势地位,具有很大的现实意义。

必须注意的是,人工和政策快速催生的集群生态与市场自组织产生的集群生态之间存在很大的差别,要想促使这类集群能够持续发展,需要根据市场规则不断"驯化",逐步减少政府的过度干预,直至使其专享依靠市场的"阳光"成长。

2.1.3 产业集群的演进

(1)产业集群演变的一般原理

产业集群的形成首先需要一定数量的企业及相关要素在一定的空间集聚,这

---

① 侯可.区域品牌建设初探[J].科技和产业,2007(1):10—11.
② 徐越琪.区域品牌与企业品牌的相互作用关系[J].中外企业家,2013(11):39.

些企业和相关要素包括生产企业、营销企业、研发机构等。随着产业在空间的集聚，企业间的直接或间接的相互联系与相互影响得到加强，产业集群的结构、功能逐步形成，并随着时间推移而逐渐发展变化。

庞德尔、圣约翰、福尔塔(1996)以及 Prevezer(1997)、Shaver 和 Flyer(2000)等人提出的地理集群的演化理论，是最早试图把时间变量引入集群分析的理论之一。根据该理论，集群发展可依据发育过程和收益特征分为创始期、聚集期和再定位期(包括集群收益下降期)三个阶段。在逐步推进的集群发展中，集群在创始期具有积极的创新活动和较高的收益增长率；随着集聚规模的逐步加强，集聚所带来的拥挤成本、激烈竞争、创新能力减弱和知识征用(knowledge expropriation)导致了集聚的不经济。如此一来，集群的发展动力逐步丧失，集群对企业的积极作用也逐步减弱。为了保持和重振走向衰退的集群，需要集群再定位和再创业，即通过升级和再造生态系统来焕发集群的活力。

Ahokangas 和 Rasanen(1999)通过分析产业集群在不同发展阶段所呈现的不同特征，进一步完善了集群产生、发展和衰落的基本过程与基本机制理论，但他们的研究仅仅停留在对集群的整体描述上。Fotopoulos 和 Spence(2001)等的研究发现，在发展初期，产业集群受到市场、技术或制度变化的积极引导，其主要表现为新企业及其他组织的建立或迁入；随着时间的推移，集群内企业的自我发展能力会在竞争中分化，一部分企业由于种种原因会逐步衰退或迁出集群。这一研究从微观角度研究了产业集群的演化过程，进而为集群演化提供了微观理论基础。

总体而言，产业集群的发展过程首先表现为相关企业在适当的区位集聚，随后产业集群化的过程逐步展开。就某一产业集群而言，它呈现出缓慢创始期、迅速成长期、平稳发展的成熟期、衰退期的基本发展过程(参见图2—3)。在这一过程中的不同发展阶段，集群的互动及其强度都存在差异，并对集群发展有着巨大的影响。正因如此，Porter 指出，产业集群应当具有生命周期，在没有足够的发展支持的情况下，其生命周期一般为10年(Porter,2003)。

产业集群的发展往往通过创新和经营重点的转移而保持自我更新力和"进化"的能力，进而实现产业集群生命周期的延长或者持续发展。在这样的发展过程中，企业的组织结构、层次、内容和模式不断变化(参见图2—4)。

随着技术创新的不断推进，许多产业集群的整体发展水平呈螺旋式上升(参

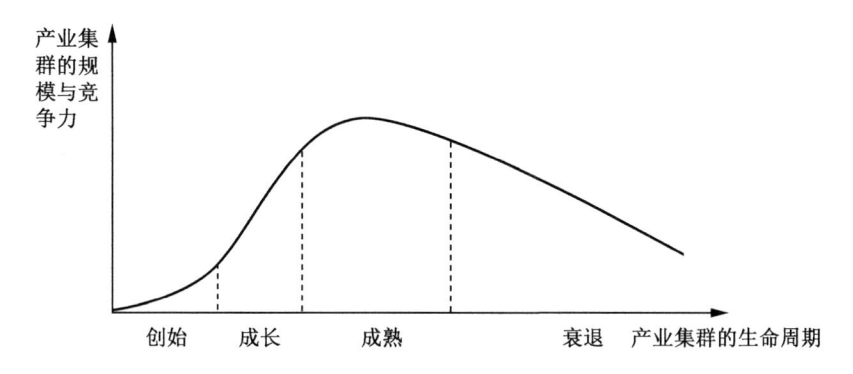

图 2—3 产业集群的生命周期

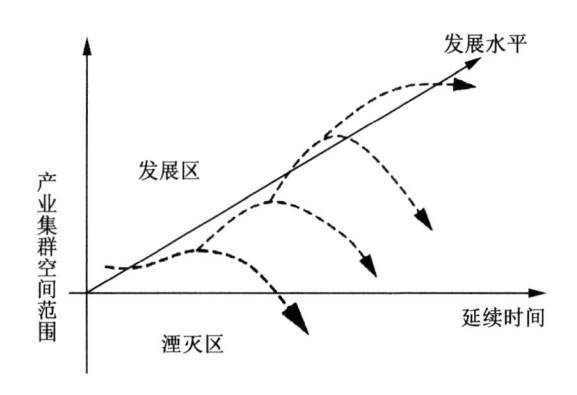

图 2—4 产业集群的更新模式

见图 2—5),集群表现成明显的起步—迅速发展—成熟—衰退—更高水平的上升—快速发展—成熟—衰退—更高水平的上升。

若从空间范围和层次结构看,产业集群向高层次的演进过程大致分为地区性阶段、全国性阶段和全球性阶段。

在地区性阶段,产业集群主要表现为企业在特定地区不断集聚,并借助于这种集聚使相互间的直接联系和间接联系不断加强。企业之间通过在集聚地区内进行相互之间的生产协作减少了运输成本和搜寻成本;核心企业的强劲发展为其他非核心企业提供发展导向和标杆;信息共享使企业之间能够零成本地获取专业信息;企业之间的彼此了解易于产生非金融机构参与的、低成本的资金融通;集聚企业的规模增大会形成整体的"声誉",进而吸引相关的原材料供应商、销售商和

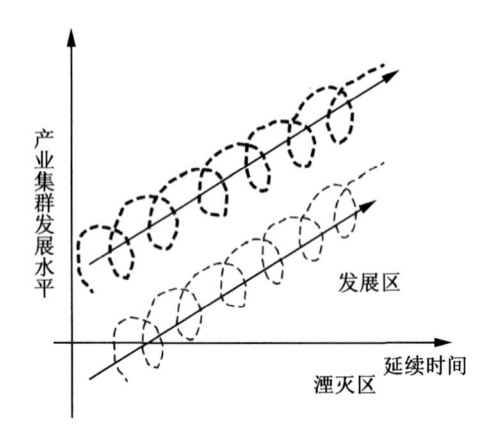

图 2—5　产业集群螺旋上升模式

终端客户、不同层次的科技研发人员、职业经理人、技术工人等向该区集中。这样,以某一种或几种核心业务为主导的地区性增长极就会产生。这种集聚的效应主要表现为内部网络迅速发育,内向集聚生产要素并迅速形成产能。

在一定的生产力水平下,地区的技术约束与经济承载力总是有限的。产业集群有时会出现"拥挤"现象。为了突破这些限制,产业集群必须升级和更新。Porter(2003)认为,一个产业集群经过10年的发展基本上成熟,如不及时升级就会出现衰退[1]。

集群产业结构的调整和升级具有不同的模式。Chikashi,Kishimoto(2016)[2]认为,产业集群升级的内涵有二:一是提高创新,加强合作;二是集群企业放弃技术含量低、创新水平弱、附加值低的活动,转向技术含量高、创新强度大、附加值高的产业经济活动。

关于产业集群升级的形式目前存在两种观点:一是从提高发展中国家竞争力的角度出发,认为可通过制造更好的产品,更有效率地生产或移到更具有技能的环节来实现(Porter,1990;Kaplinsky,2000);二是从价值链角度出发,认为可通过过程升级、产品升级、功能升级和链升级(Kalpinsky & Morris,2001)或过程升级、

---

[1] 左和平. 全球价值链下特色产业集群升级机理探析[J]. 财经问题研究,2010,(4):43—47.
[2] Chikashi Kishimto. Competitive Slrategy and Rise and fall of Major companies in the Taiwanese IC design Indnstry[J]. *A Ramom Management Review*,5(12):569—645.

产品升级、功能升级和部门间升级等来实现(Humphrey & Hubertschmitz,2001；Pietrobeli & Rabellotti,2004)。经过产业升级,产业集群规模增加,服务范围增大,内外部网络联系增强,逐步成为具有全国性的产业集群。

产业集群经过升级后,会随着外向化的进程加快,逐步增强拓展海外市场的能力,吸聚国际资本、技术、人才的能力也随之增强。产业集群的核心企业具备相当的自我发展力和国际竞争力后,它们对外投资的能力加强,逐步拥有了海外的子公司或者子公司群。从网络联系角度看,这时候的产业集群内部网络更加密集,外部网络更加广阔且发展迅速。从全球经济地图看,它们成为世界经济分工体系中的重要角色和全球产业链上的重要结点。这样,全国性产业集群进一步升级为国际产业集群(参见图2—6)。

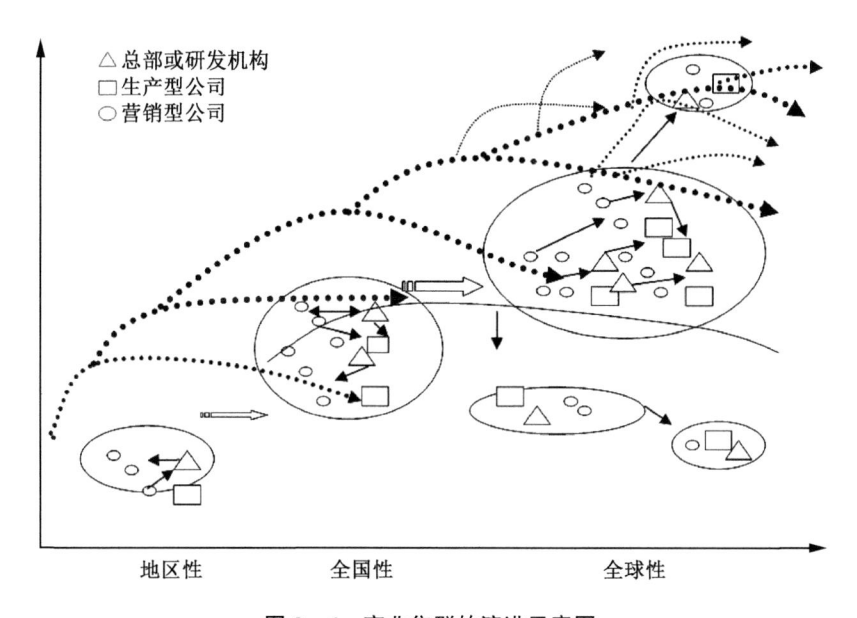

图2—6 产业集群的演进示意图

(2)产业集群的演变规律

随着时间的推移,产业集群呈现出生命周期性规律,即在经历创始期、繁荣期后,来自集群内部与外部的力量都可以使它丧失竞争优势,导致集群走向消亡。集群在发展过程中受到的最大外部威胁是技术中断,其次是顾客需求的转移；而最大的内部威胁则是内部机制的僵化,比如过度联合或卡特尔等对竞争的限制削弱了竞争,或集群内部参与者的集体审议拖延了企业研发投资乃至产品投产、达产的时间(Porter,1998)等[①]。另外,集群的技术外溢效应等也可能促使某些低端企业注重模仿而轻视创新,从而减弱了集群升级。可见,外部性可成为集群发展的不利因素,为集群发展带来不确定性[②]。

但集群也可以通过不同的演化道路使内部联系密切,功能强化,规模与对外联系扩大,从而使集群活力不衰,"青春"常在。这一过程往往表现出一定的方向性、规律性:

①生产型产业集群向研发型产业集群演变。产业集群通过轻资产战略,减少生产环节,将产业活动向研发方向倾斜,形成技术产业集群。而技术产业集群往往把握着产业的发展命门和延伸方向,具有保持和扩张优势的机制。

②生产型产业集群向营销方向倾斜,形成服务型产业集群。在此过程中,产业集群整体增强,形成更新机制,并在不断更新中完成生命周期。

③产业集群通过自我更新的功能,不断演化成其他相近的产业集群,遵循"物种进化"原理,形成新型的产业集群。

④产业集群由简单型向综合型演变。在此过程中,产业集群由仅仅经营低层次产业链的一个或几个环节,逐步发展壮大,向高价值链发展,经营价值链上更多的环节,促使产业集群长期生机勃发。

2.2　产业集群的互动发展机制

2.2.1　产业集群互动发展的支持因素与社会经济基础

(1)产业集群互动发展的基本支持因素

产业集群的互动发展应当具有互动主体、互动需求、互动动力及互动渠道等基本支持因素。这些支持因素包括生产企业、营销企业、供应商、中介、高校及研发机构、地方政府、相关跨国公司、竞争对手、合作伙伴、行业协会等产业集群的

---

① 张宏伟.产业集群研究的新进展[J].经济理论与经济管理,2004(4):69—73.
② 张宏伟.产业集群研究的新进展[J].经济理论与经济管理,2004(4):69—73.

"硬型构件",它们是关键的互动主体,也是产生互动需求和凝结互动动力的基本因素;也包括网络等软件因素,它们是互动的重要手段和渠道。

  对两个互动产业集群来说,产业集群中的诸多要素都可能成为产业集群互动发展的重要支持因素,如生产企业、营销企业、供应商、中介、高校及研发机构、地方政府、相关跨国公司、竞争对手、合作伙伴、行业协会等都可能构成集群互动的重要"杠杆"(参见图2—7)。当然,在多数情况下,一个产业集群可能同时与多个产业集群互动,也可能主要表现为间接的互动,其主要支持主体并不在直接作用的产业集群内。

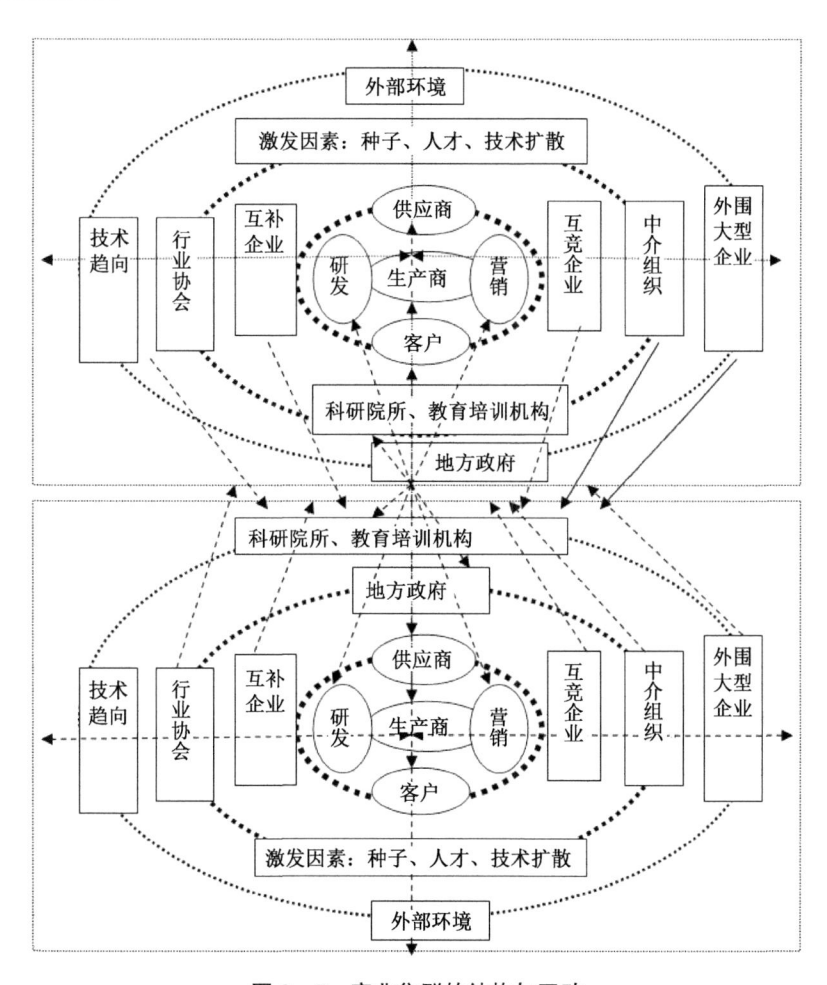

图2—7 产业集群的结构与互动

开放性是产业集群的基本特征。产业集群的增长绩效依赖于良好的外部网络与内部网络的有机融合。强有力的内部网络和足够的开放度是产业集群发展的基本保障。集群网络是纵横交错的产业网链,内部大型企业是这些网链的结点。而且,这些结点中的许多企业是外资企业尤其是大型跨国公司,它们不仅需要大量的内外联系,自身更是这些内外联系的桥梁。产业集群的中间产品大多通过内部交易消化掉,但大量的最终产品销售必须依赖外部市场。集群只有把握市场、引导市场、控制市场、创造市场才能不断拓展自己的生存空间,获取竞争优势。如果没有广阔的国际市场网络,集群就失去了生存的条件,也失去了存在的价值。集群依靠网络将大量的人流、物流、资金流和信息流进行集中、增值、疏散、扩张、管控,不仅强烈支持了集群内部的互动,也支持了集群的外部互动。

(2)产业集群互动发展的社会经济基础

产业集群的互动发展需要广泛地依托社会经济基础。区位是产业集群发展的首要因素,共生是集群企业的基本生态,也是集群形成的关键支撑,而根植性与社会网络决定了集群发展的延展空间和生命周期。本书主要探讨区位、企业关联与共生、根植性和社会网络等方面对产业集群互动的影响和响应。

①区位接近

区位接近是指产业集群企业的地理邻近状况。地理上的接近是产业集群形成的首要条件。地理上的集聚有利于增加集群各主体之间的交易、交流与合作,降低交易成本。企业往往选择地理上邻近的交易对象和合作伙伴合作,这主要是因为地理上的接近会节约运输成本,且相互间的信息获取及沟通更便捷。地理上的接近有利于供应商获得辅助性服务,也有利于供应商与客户之间的创新合作。因此,集群企业地理临近原则的合作较为普遍,也较为稳定。虽然生产商可以与远距离的供应商建立正式的战略联盟,以减轻距离带来的某些不利影响,但这种联盟常常带来较高的交易成本,如谈判、履约、信息搜寻等,并且合作的过程也需要有效监督,这降低了企业的弹性。

地理接近使密集分布的企业共同使用基础设施、公共服务、共性技术等公共物品,自然衍生了企业与这些公共物品提供者——政府之间的互动,容易使两者实现互动共赢。它有利于集群企业之间的人员交流,促进了以人员为载体的知识、信息等要素的流动,进而促进了企业的互动。产业集群内不断重复的互动与非正式接触的频率，取决于某个特定地理区域内人们的生活、工作、信任培养、开放沟通的成本[①]以及降低服务和重构市场关系的成本。

地理临近也有利于集群内互竞企业在大致相同的经营环境和经营活动中，在持续不断的压力下进行持续创新。集群内企业的创新和经营战略的不断变化，也使新技术、新知识、新产品和新的经营管理方法得到迅速扩散，客观上促进了企业的互动。

②关联与共生

当今社会分工不断细化，产业集群内不同产业承担着不同的分工角色。它们通过合作生产产品，提供服务，这需要产业集群的密切关联，通过前向联系、后向联系和横向联系使产业集群内企业和不同产业集群的相关企业共生共荣。

对于共生这种生态模式，生物学家把它看作两种或多种生物之间必然按照某种模式相互依存、相互作用地生活在一起所形成的共同生存、协同进化的共生关系[②]。Anton de Bary(1879)和Dale S. Weis(1969)等人把共生理解为几对合作者之间稳定、持久、亲密的组合关系，这种关系表现为相互依存、共同进化。Scott(1969)认为共生是两个或多个生物之间在生理上达到平衡状态。在产业集群内部，各成员之间也存在类生物学的共生关系。

一般而言，共生需要共生单元、环境和共生模式。共生单元之间存在寄生、偏利共生和互惠共生三种形式，它从不同方面反映了共生单元之间相互作用的方式或相互结合的形式。寄生不产生能量，寄生者吸收能量，寄主付出能量。偏利共生具有新能量产生，但被某一单元独占，互惠共生可产生新能量，并能在各单元中分配能量。

产业集群中每一个企业及其他独立主体都处于一个共生单元。企业共生体之外的市场环境和社会环境是产业集群的共生环境。集群之间的企业及其他单元都是独立的经济利益主体，自主经营，自负盈亏，以追求最大的经济利益为目标。寄生或偏利共生显然不符合所有共生主体的要求，它只有在信息不对称或道

[①] 王涛．复杂适应系统视角下中国产业集群演化研究[M]．北京：经济科学出版社，2011：99．
[②] 张雷勇，冯锋，肖相泽，马雷，付苗．产学研共生网络：概念、体系与方法论指向[J]．研究与发展管理，2013(2)：37－44．黄河，李思莹，肖艳玲，刘永强．构建集群共生网络产业集群发展新思维[J]．商业时代，2011(5)：121－122．

德风险存在的情况下短期存在,难以长期持续。而互惠共生在产业集群中表现为互惠互利,这是集群内每一独立主体所期望的。因此,产业集群内部企业通过偶然性共生、间歇性共生、连续性共生或一体化共生,相互合作,共同获益。

③根植性

早在20世纪40年代,Polanyi(1944)就提出,人类经济根植并缠结于经济与非经济的制度之中,因此将非经济制度包括在内是极其重要的[①]。格兰诺维(Granovetter,1985)直接把经济行为对特定区域环境关系(制度、社会历史文化、价值观念、风俗、经验知识、关系网络等)的依赖称为根植性,认为它是集群长期积累的历史属性,是资源、文化、制度、地理区位等要素的本地化,是支持集群生产要素地理集中的关键因素[②]。产业集群的本地根植性一旦形成,就难以复制。根植性可以分为认知性的、组织性的、社会性的、制度性的和地理性的。地理接近并不必然地表现为根植性,只有通过地理接近融合了资源禀赋、产业相关性、制度和组织协调以及文化相似的深层内涵,使本地经济与社会联系交织在一起,形成地方专业化的产业集群,根植性才得以产生。这时,这种根植性创造了集群内部和外部互动的基本框架以及强大的互动需求。

当然,这种根植性产生的影响是双重的。特定地区要素的低流动性,催生了产业集群。青木昌彦(2001)指出,封闭的社会结构是社会资本发生作用的前提,也是产生消极作用的根本原因。经济发展和环境变化导致社区成员的流动性越来越大,创建和维持社会资本的成本越来越高,导致社会资本价值的下降。哈里森(Harrison,1994)对意大利的研究支持了这一观点:过度根植于地方网络,容易形成路径依赖,进而产生负面性的锁定效应。根植性为产业集群互动发展既创造了条件,也带来了负面影响。

④社会网络

产业集群作为介于企业和市场的中间组织,是在特定地方和特定领域相互联系的公司和机构的集合。它包括在竞争中相互作用、相互联系的产业和其他实体,如专业化投资的供应商、专业化基础设施的提供者、销售渠道和客户、辅助性

---

① 李小佳. 从嵌入的观点反思市场转型理论[J]. 社会科学家,2004(1):43—46.
② 刘恒江,陈继祥. 要素、动力机制与竞争优势:产业集群的发展逻辑[J]. 中国软科学,2005(2):125—130.

生产的制造商、专业化培训和研发机构等。产业集群内的企业彼此接近,经济活动密集,不同企业通过纵向的分工和横向的协作形成密切的竞争与合作并存的企业网。而且,产业集群及其企业网根植于广泛的社会网络之中。社会网络的发育水平决定了企业网络的延展空间和集群生存资源获取的难易程度,以及互动发展的渠道与动力;网络中的企业互动更强一些,网络外的企业互动更弱一些(Granovetter,1985)。社会网络是社会团体、个人的社会关系的总和。

Coleman(1988)认为社会网络是企业社会资本的重要组成部分,它通过人际关系建立起来,并相应增加人力资本。Foss(1990)认为社会网络是人与人之间建立起来的、稳定的、持久的社会关系模式,个人作为社会网络中的重要节点,通过人缘、血缘、业缘、地缘、学缘构筑起社会网络,促成了集群内的企业信任与合作,提高了集体经济效率[①]。处于社会网络中的企业相互信任,愿意彼此合作以共同承担风险,愿意重新组织关系并采取集体行动,以互利共赢,达到目标。

产业集群内企业具有相同的文化制度背景。企业根植于个人建立起来的社会网络中,共同的传统文化、价值观、语言和交易规则有利于彼此间建立信任关系,降低交易成本,促进合作,加强知识传播与扩散,这无疑提高了竞争力。社会网络是产业集群互动发展的重要社会资本,在产业集群互动发展的不同阶段具有不同作用,但其互动渠道、功效始终不变。

2.2.2 产业集群互动发展的基本动力机制

(1)产业集群的互动发展

产业集群互动的发展问题一直是学者关注的热点,有关的观点也层出不穷。Doeringer 和 Terkla(1995)认为,集群是基于协同配套与分工合作而获取绩效优势的诸多中小企业在地理上集中而呈现出的一种组织方式[②];Padmore 和 Gibson (1998)[③]则认为,产业集群的基本运作依靠集群内各主体之间的自由互动,这种互动可以通过集群内生产企业的竞争与合作来实现,也可以通过价值链中的供应

[①] 孙伟,赵嵩. 基于产业集群的社会网络理论研究综述[J]. 工业技术经济,2006,25(9):55—57.
[②] 谯薇. 美国中小企业集群研究评介[J]. 大连理工大学学报(社会科学版),2002(3):31—34.
[③] Tim Padmore, Hervey Gibson. A frame work for industrial cluster analysis in regions[J]. Research Plolicy,1998,26:10—15.

者、顾客乃至研发者来实现。

Porter 的"钻石模型"本质上揭示的是集群内部企业、政府、研发机构等相关主体之间错综复杂的竞争与合作互动关系。他指出,在这种竞合互动关系下,集群呈现协同创新、分工合作、网络组织、知识溢出等多种效应。这种竞合互动随着集群的发展而发展,通常从基于集群内部的交易为基础逐步升级为以信息和知识为基础。在开放的集群中,竞争与合作既存在于产业集群内部各要素与主体之间,也存在于集群外部各相关要素和主体之间,是一种广泛的产业集群互动发展模式。

综上所述,产业集群的本质是基于某种历史渊源、精细分工和专业化的产业链在特定地域集聚的现象,集群内部各主体具有相对独立性并通过柔性的动态合争网络,进而形成资源共享,降低经营成本,激励创新,推动产业集群不断升级的组织形式。相关集群之间通过良好的开放,竞争与合作也广泛存在。这是产业集群普遍存在的两种互动范式,集群之间的合争互动既可以存在于同一产业链之上,也存在于不同产业链之间。

从微笑曲线下的产业链来看,产业集群核心产业的互动可以是研发的互动、生产的互动、营销的互动,或者是几个方面的共同互动(参见图 2—8)。

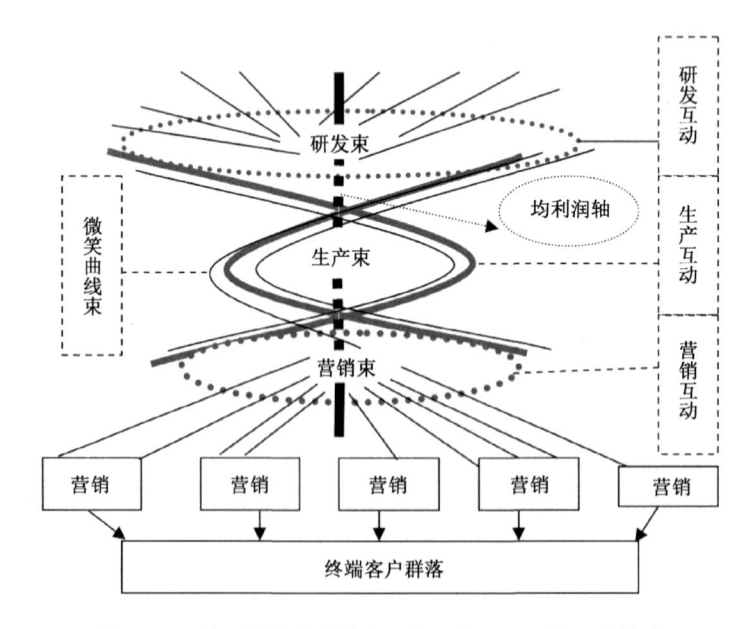

图 2—8 基于微笑曲线的产业集群核心企业的互动模式

(2)促进产业集群互动发展的基本动力

产业集群互动发展的基本动力在于是否具备共同的利益基础。而这种利益可能是主动的获取,也可能是被动的维护——这都集中体现在竞争与合作中。具体而言,产业集群互动发展的动力主要表现在如下几个方面:

①地方政府的推动

随着产业集群理论研究的深入和实践日见成效,政府往往将发挥集群的优势效应作为产业政策的重要内容。政府通常采取的措施有:通过鼓励产学研合作,促进产业集群内部研发机构与产业互动,同时鼓励集群之间的产学研合作;通过建设各种产业园区、科学园区、开发区、孵化基地、研发基地等,提供优惠政策,鼓励企业向园区集中,创造产业集群互动合作的机会。

②专业精英人才的推动

精英人才对产业集群合争互动的作用可以概括为两个方面:

第一,专业精英人才在主导企业拓展过程中,同时动用产业集群内外的发展资源,从而促进了产业集群内部与产业集群之间的互动发展。

第二,精英人才的流动特别在集群不同企业之间、不同产业集群和研发机构之间的流动,形成了以人为载体的知识、技能、诀窍和若干虽无法言传但可有效复制的隐性知识,效能"潜流"与"无形路流",促进了技术扩散渠道系统的形成,也促进了生产、研发与营销等诸多方面的合作竞争以及产业集群的互动发展。

③外资的推动

随着改革开放和全球化进程的加快,跨国投资成为产业集群互动的重要力量。跨国公司在某一产业集群内或不同产业集群间的投资会产生子公司与母公司的互动,并促进子公司所在集群参与跨国公司的全球网络,从而带动产业集群的内外互动发展。今天,许多地区的外资企业不断扎堆,形成特殊的产业集群,成为跨国公司全球产业链的重要部分,其内外互动强劲有效。同时,外资产业集群为了持续发展,不断本土化,其先进的经营管理技术和模式必然不断拓展其内部及其与相关产业集群的协调互动。

④竞争应变的推动

随着竞争的日趋激烈,企业必须时刻关注竞争对手的策略以相机抉择。对于某一企业来说,其往往具有多个竞争对手,它们不但存在于自身所在的产业集群内部,也广泛存在于其他产业集群。对手之间的这种竞争响应,促进了产业集群内外资源的布局和发展策略的互动。如底特律三大汽车巨头组成的产业集群内部的激烈竞争与应对,促进了集群内部资源布局的不断"洗牌"和研发、生产与营销领域的深化互动。底特律汽车产业集群与本田汽车产业集群之间为了各自的生存发展,相互渗透、角力、竞赛是两大产业集群互动发展的主要形式。芝加哥的波音飞机制造集群与空中客车制造集群之间也通过激烈的竞争而促进了互动发展。可口可乐与百事可乐、肯德基与麦当劳也是如此。

⑤技术创新的推动

技术是第一生产力,是互动发展的动力源。长远而言,产业的竞争关键是技术的竞争。企业的战略重点之一是研究、开发技术和购买或通过其他渠道获取技术,许多企业为此压缩或外包其制造和营销业务,而重点从事研发。这些企业往往是重要的技术创新源,通常坐落在高等级的产业集群中,其技术通过各种渠道向外围企业和产业集群扩散,通过技术扩散渠道构成核心专业技术的扩散网络,推动产业集群的互动。信息技术的拓展也使集群网络的联系和密度不断加强。

在产业集群发展过程中,集群的自我创新和技术输入都有力地推动产业集群的互动发展。领先的自主创新能力会占据微笑曲线的左上端,对相关企业具有很强的管控力和支持力,是促进产业集群互动发展的革命性动力。

⑥产业集群内部企业之间分工的推动

产业集群不仅是企业的聚集,而且是产业链的聚集。产业集群内部分工的细化和深化自然推动集群互动。集群的合作互动以信任为基础,并借助社会关系网络提高合约缔结效率和合约执行率,进而推动集群互动。这类互动将企业资源利用的边界不断扩展,增强集群的协同效应,形成集群共同利益,降低了集群内企业间的协调成本。竞争性互动基于可替代性威胁与零和博弈,呈现双重效应:适度的、理性的竞争激励企业创新和集群整体竞争力的提升;激烈、恶性的竞争给企业和集群带来损失与灾难。动态而言,集群合争互动可以呈现多次或无限次博弈。竞合主体意识到在可预见的未来将会重复互动时,可能减少任意性与机会主义,将合争行为限定在合作与理性的适度竞争区间内,从而获取相对丰厚的合争收益。

从分工结构看,产业集群内的分工既包含垂直分工也包含水平分工。企业在集群网络层的联系与互动也可以区分为垂直联系与垂直互动和水平联系与水平互动。

首先,供应商(物料供应与技术研发供给)与生产商之间、生产商与销售商之间、销售商与消费者之间表现为垂直互动关系。这种垂直互动主要表现为集群内上下游企业间的密切合作,多是基于资产的专用性及资源和能力的互补性而发生的,有专业化分工和交易为基础。

其次,集群的水平分工分布在具有互补关系或可替代(竞争)关系的企业或其他作用主体之间,这类分工将支持和推动集群内部企业间的水平互动。如果企业的产品具有互补性,则对应企业相互间呈现互补关系。这种企业间的水平互动主要表现为合作。企业通过相关技术共享、品牌共享、营销渠道共享,或者通过共同的顾客和上游供应商产生合作性互动,并产生明显的合作收益,进一步激励水平合作互动的自我加强和持续升级。

若产业集群的水平互动是建立在具有替代(竞争)关系的企业分工基础上的,由于集群网络中的相同企业较多,面临共同的原材料、劳动力和产品市场,这种互动就会呈现为适度替代(竞争)产生的正向水平互动和过度竞争产生的负向水平互动。

当然,分工具有层次性和地域性。最高层次的分工是全球性的分工,其次是国际性分工、国内分工,再次是国内不同层次的区域分工。随着分工越细密,参与分工的层次越高,产业集群内部和外部的互动发展越强烈,互动模式越多,范围越广,互动效果越好。

⑦行业协会的推动

行业协会作为区域产业发展中的重要组织力量,对产业集群互动起着重要的推动作用。它可以有效地组织同行业的企业进行合作,积极参与集体行动,形成合作互动。行业协会对集群互动的推动作用主要表现在以下几个方面:

A. 促进集群自律,推动集群合作互动

集群的吸引力主要来自其高质量的生产组织能力,能够生产出广大消费者认可的品牌产品和服务。有魅力的、不断发展的集群具有良好的品牌效应。集群内单一企业可能只为一己私利破坏集群的品牌效应,如生产假冒伪劣产品并以次充好等。行业协会通过监督、裁判以加强行业自律,提高产品质量,维护区域品牌形象,促进集群企业的合作共进。

B. 协调利益关系,组织企业一起维护共同的集群利益

首先,推动集群的互动发展。行业协会可以通过协调利益关系,推动集群的互动发展。所谓协调利益关系,是指行业协会通过行业规划、业务指导、市场调查、向政府提供行业发展报告、提出行业标准与行业政策、协同政府制定相关法律法规、解决贸易保护和贸易纠纷、解决市场损害、维护市场秩序、大力推广行业市场、构建行业乃至集群品牌等行为,协调会员与政府、会员与消费者、会员与其他社会团体间的关系。行业协会在发挥其天然优势履行上述工作职责、保障会员利益的同时,也推动了集群各主体间的和谐互动。行业协会发展得越好,集群互动就越强,产生的积极效应就越大。

其次,促进合作博弈。集群企业在面临反倾销、群内公共设施建设等问题时,积极性往往不足。因为这些服务或产品具有公共产品的特性,企业容易本能地选择搭便车的方案,从而使集群内部呈现非合作博弈。在此情况下,行业协会可以团结会员企业共同集资建设公共设施,破除信息壁垒,联合应对反倾销,从而促进集群的合作博弈与和谐互动。

C. 促进信息传导,推动集群企业的合理决策

行业协会作为政府、企业、市场的中介,既是信息库,又是信息传递的通道。行业协会是企业与政府沟通的桥梁,也是行业内相关政策、法规、技术、市场等信息的中心,同时又是向成员企业传递信息的通道,能使成员企业低成本地获取相关信息。这既促进了集群企业的科学决策,也促进了企业间的相机抉择。如美国行业协会的一个重要职能就是立法机构、政府与会员间沟通的桥梁和纽带,及时传递双方信息和需求,做好互动与交流。美国是一个特别重视信息的社会,各行业协会大多有健全的信息渠道,可以为其服务的各方提供包括市场、技术、社会和政治情报等方面的信息,尤以市场信息为主。我国的行业协会尽管目前发展还十分有限,但也承担起为会员企业提供信息服务的责任,如利用网络技术,为行业生产商和经销商提供一个信息交流的平台,不仅使他们及时了解行业信息、市场需求,也使外界了解行业。

⑧高校及科研院所的推动

高校及科研院所与集群内企业及相关主体之间以技术、知识为纽带展开合作

互动。这种合作互动分为两个层面：

其一是高校及科研院所通过项目开发、技术咨询、人员兼职、技术转移、合办研发机构、技术培训等方式，与集群企业进行合作互动。这一层面的合作企业主要以一些大中型企业和高技术企业为主，故该类互动在高技术产业集群中更为突出。

其二是集群所在地方政府、行业协会、公共服务平台与高校、科研院所直接合作互动。由于一些服务内容或设施具有较大的公共物品或俱乐部产品的性质，单个企业不愿或无力建设，而行业协会、政府等与高校及科研机构合作共建共营这些服务内容和设施，可以为众多集群企业及其他相关主体提供服务，其本质上是集群辅助网络主体间的合作互动，受益主体主要是集群企业。这类合作互动是集群企业与高校及科研机构间的间接合作，常常具有战略性和广泛的溢出效应。

其实，大学和研发机构在接受不同企业集群核心企业的研发咨询项目、参与企业研究计划的过程中，自觉或不自觉地深化了自身与企业或产业集群的互动，也直接或间接地促进了其服务对象企业乃至服务对象企业所在产业集群的互动。大学和研发机构与企业或产业集群的互动表现为：企业提出需要解决的命题—大学研发机构进行研发或以其他方式拿出解决方案—企业实践落实、检验并提出更新的需要解决的命题—大学研发机构再研发或以其他方式解决—企业再回归实践、检验，再提出更新的命题……这些往复的过程不断深化着大学和研发机构与企业和产业集群的互动，主要表现为大学和研发机构在为一个或多个产业集群的某些企业服务中的理念、方案或技术，直接或间接、全部或部分地应用于或融入另外一些分布于相同或不同产业集群的企业的服务中，引起这些不同企业和相同或不同产业集群的互动。

⑨技术转移的推动

技术的转移扩散可以推动不同技术主体间的互动合作。如技术具有等级扩散的特点，即从高等级的企业、研发组织机构向低等级的企业和研发组织机构扩散。一般而言，高等级的企业和组织机构往往扎根于高级别的产业集群之内，低等级企业和组织机构生长在低级别的产业集群内。因此，技术的等级扩散就促成了高级别的产业集群生态系统与低级别的产业集群生态系统之间的互动。

2.2.3　产业集群互动发展的模式

一般而言,产业集群互动可以通过核心企业子公司、研发中心的布局和研、产、供、销的一体化组织或某些环节来推动,也可以通过投资、战略联盟、跟进与竞争等形式来推动,还可以通过政府政策、行业协会、研发组织、市场等非企业主体的作用来推动。所有这些可以分解为如下几种模式:

(1)生产模式

在传统制造产业集群中,按照核心企业在产业链中的位置不同,产业集群会形成以产品生产制造为中心的垂直互动模式(参见图2—9)。

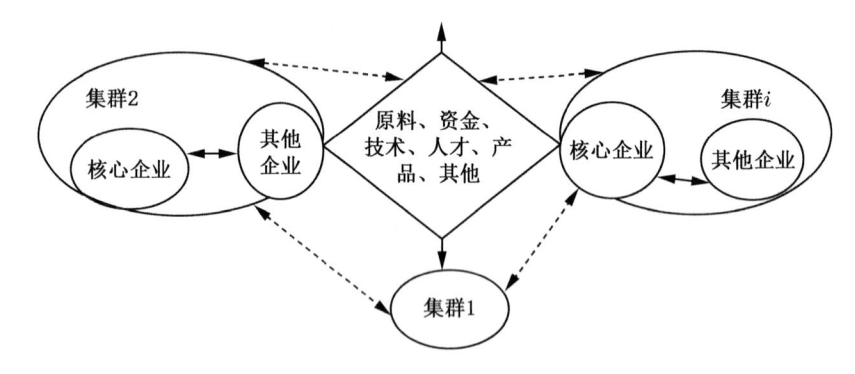

图2—9　产业集群生产互动

这种垂直互动是核心企业与部分中小企业间的分工与合作互动。其中,核心企业是主要的互动动力,它通过负责和控制产业链上的研发、销售等附加值大、技术含量高的环节与核心部件、技术,追求规模经济效益;而与之分工合作的企业多是技术含量不高、创新能力较弱的中小企业,它们主要承担技术含量较低、批量不大但专业性分工高的半成品和零部件的生产加工。当然,这些中小企业还可以通过多次、多级承包不断争取来自核心企业的分工任务以增加自身收益,这也在客观上延伸和强化了更多层次的垂直互动效应。[①] 这种互动既可以发生在同一产业集群内部,也可以发生在不同产业集群之间,其内容以产品生产为中心,也涉及原

---

① 刘春香.产业集群条件下中小企业的配套协作行为研究——以温州产业集群为例[J].科技进步与对策,2007(8):71—73.

料、资金、人才、技术及其他软件要素。

(2)市场模式

在全球化的背景下,企业面对的是全球竞争的市场。这样的市场要求企业的研发及生产活动必须遵照国际标准进行,且具有柔性化与大规模定制的能力,这对企业的产品质量和成本控制提出了更高的要求。因此,对于开放的产业集群而言,基于市场的互动与协同分工是研发生产的动力来源,也是研发生产的目的和归宿。[①] 市场互动主要是以销售为中心的互动(参见图2—10)。由于产业集群对外部市场具有很大的依赖性,不论同一产业集群内的企业还是不同产业集群内的企业,都需要在市场中合作竞争。产品在市场上的销售状况和与竞争对手在竞争过程中的优势与劣势的表现,决定着企业的生产规模、结构、发展目标和研发方向。因此,市场是产业集群互动的重要平台。在经过市场的检验后,不同企业间的合作重点与合作成效才得到确认。

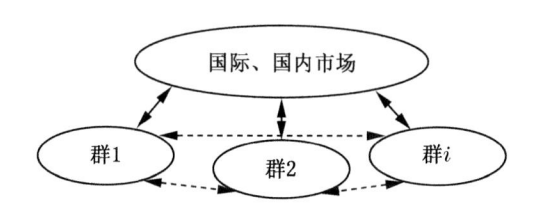

图2—10 以销售为中心的产业集群互动

(3)跨国公司模式

该模式是最为广泛的集群互动形式,表现为跨国公司母公司或总部向不同的产业集群投资建立起自己的子公司或孙公司,子公司或孙公司在建立和生存中与所在集群形成直接或间接的联系。母公司或总部的战略直接作用于子公司或孙公司,而它们在执行战略意图时直接体现了母子公司所在集群的内部及集群之间的强烈互动,也在一定程度上促成了子公司所在企业集群之间及其他相关产业集群之间的互动(参见图2—11)。

跨国公司进入产业集群,它所具有的研发优势、技术优势、成本管理优势、市场及营销优势会给集群企业带来很大的生存压力,进而激励集群企业进一步强化

---

① 张宏伟. 产业集群研究的新进展[J]. 经济理论与经济管理,2004(4):69—73.

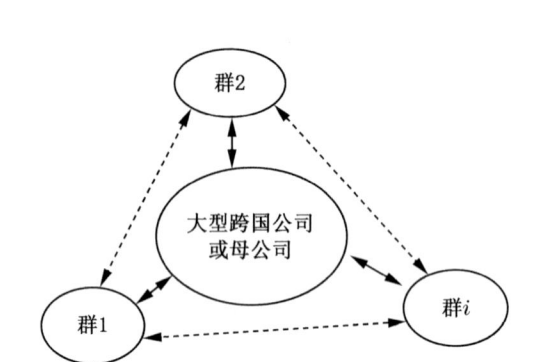

图 2—11 以跨国公司为主导的产业集群互动

研发创新、成本管理和市场营销,提高企业效率和竞争力。跨国公司在集群内的技术外溢及跨国公司为了有效地发展与集群企业的合作而对集群企业给出的符合国际规范的要求及某些培训,将带动与跨国公司协作分工的下游企业的迅速升级,从而带动整个集群的发展和升级。这种发展与升级会进一步强化集群内的有效合争,推动集群间的互动发展。跨国公司与产业集群所发生的这种互动效应的大小,取决于跨国公司及其子公司的规模和影响力(如群内企业的模仿、跟进、调整战略)。

(4)互竞互助模式

这种模式是间接的互动方式。一般而言,产业集群内部领导企业的行为往往被相关企业所关注。这些企业可能在一个产业集群内部,也可能在不同的产业集群内部。它们之间通过跟进或模仿,最终与领导企业"步调一致"。这种变化并不一定通过直接生产分工或者直接合作实现,而往往是通过竞争对手或互补企业的信息感受与相机抉择,通过外部性和公共信息披露、人员的自然流动、协会的组织,通过政府组织和相关公共平台的作用等形成(参见图 2—12)。

(5)研发互动模式

研发是产业集群持续增长的关键动力源泉。当今社会,随着研发的重要性和系统性的发展,单一企业封闭式的自主创新已难以满足技术储备或领先的需求。企业创新需要借助相关企业的创新资源和大专院校及研究机构等产业集群的辅助要素来实现。研发合作成为产业集群内部和外部企业相互联系的重要纽带之一。许多企业之间的研发战略联盟逐步构建,纷纷与公共研发机构合作,形成研

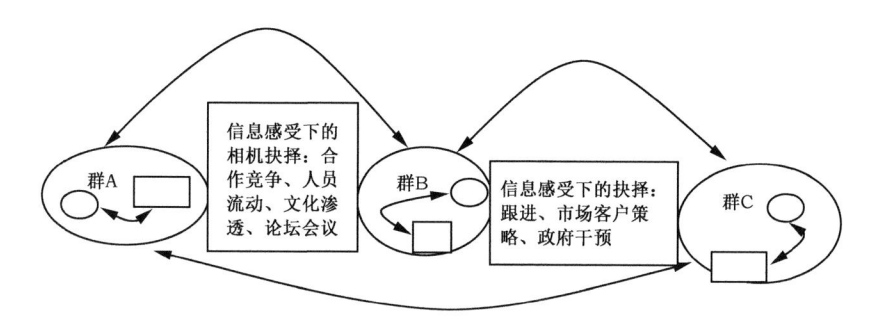

图 2—12　基于互竞互助关系的产业集群互动

发互动平台,引导着集群内部和不同集群之间的密切联系。一般而言,研发机构具有雄厚的研发资源,清楚地掌握着各类技术的研发现状和趋势。这自然为不同类型企业的发展确定了方向与重点,从而促进了产业集群的整合与分工以及集群的升级换代(参见图2—13)。

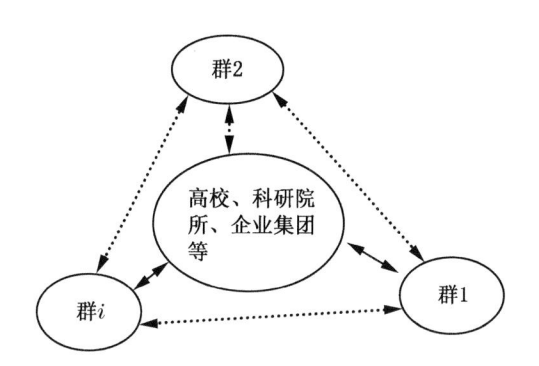

图 2—13　产业集群的研发互动

(6)综合互动模式

大型产业集群内部往往具备多种产业经济活动,而且研发、生产、营销等方面都很强,表现为一个较为完整的产业链,且活力与发展态势很好。其发展过程涉及的合作伙伴、竞争对手、辅助元素等既可能在某一个产业集群内,也可能在不同的产业集群内。如果它们主要在同一大型产业集群内,这种组织方式会使集群内的互动发展异常迅猛;如果它们主要在不同的产业集群内,就形成产业链对产业链的互动发展。

从微笑曲线连接的产业链角度看,产业集群间互动主要表现为集群核心企业的研发、生产和营销等单层面或多层面的互动,基本推动主体为政府、企业与精英人才、学研机构、行业协会和客户群等,互动内容主要是围绕原料、资金、技术、人才、产品、市场等领域的合作与竞争。

2.3 基于国际竞争力的产业集群互动

2.3.1 产业集群的发展与国际竞争力

面对日趋激烈的全球竞争,产业集群的升级与可持续发展必须建立在国际竞争力的维持与提高的基础之上;而产业集群国际竞争力的维持与提高又将推动区域国际竞争力的提升。因此,对于产业集群国际竞争力的研究日益引起学者的关注。从 Porter(1980、1985、1990)的钻石模型、Padmore 和 Gibson (1998)的 GEM 模型到 Redosevic (2002)的四要素模型,都认为产业集群具有明显的竞争优势,并能形成集群竞争力。Porter 的钻石模型是产业集群国际竞争力分析的基本框架,它由 4 个内生变量和 2 个外生变量构成。后来,许多学者对该理论进行定量检验与补充,相继形成了 Porter-Dunning 模型(Dunning,1993,1995,2003)、双重钻石模型(Rugman 和 D'Cruz,1993;Rugman,1995)、九要素模型(Moon,1995、2001、2003)、DDD 模型(Cho,2007)等。

经济全球化的今天,区域经济完全暴露在全球的激烈竞争之中。任何地区、企业,无论怎样发展,都难以避开来自全球的各种竞争力量。产业集群作为一种介于企业和市场之间的新的组织形式,成为重要的整合全球资源、参与全球竞争、获取国际竞争力的形式。一个国家或者地区的竞争力,从某种意义上看,主要取决于其产业集群的国际竞争力。因此,不同的国家与地区都几乎毫无例外地十分注重促进产业集群发展的各类政策,力图通过产业集群的升级换代,通过产业集群的互动与动态整合,逐步培育国际产业集群,提升自身的国际竞争力,以在激烈的国际竞争中占据主动。

2.3.2 基于国际竞争力提升的产业集群互动

集群的生命力在于它的区位根植性、市场开拓性,在于它能最大限度地发挥比较优势[①]。在全球化背景下,产业集群要想在激烈的国际竞争中赢得竞争优势,提升竞争力,就必须发挥自身优势深入参与到全球分工和全球产业链中,为集群内的中小企业有效获取全球化信息、技术、营销渠道和市场提供条件,并延长其产品和服务的价值链,使其在全球价值链中的地位及国际竞争力得以保持或提升。产业集群可以通过下行延伸式、上行嵌入式或平行扩张式等形式推进产业集群的整合,这种整合更直观、具体地表现为产业集群的卓有成效的互动发展。

产业集群互动发展的下行延伸模式,是等级高的集群为了拓展活动空间和市场,将资金、人才、技术等要素输入低等级的集群从而引起的集群互动。此种模式可以提升输入产业集群的技术水平和管理经验,促进其产能提高和本层次的市场竞争优势;由于输出了过剩的要素和产能以及边际技术和产业环节,集群也完成了本身结构的升级与细化。这一过程往往使低层级的集群在高等级集群的作用下形成更加强劲的发展,而高等级的产业集群则利用所有权优势,结合区位优势,通过内部化优势,延续技术优势,延长和加粗了产业链,进而提升了国际竞争力。

产业集群互动发展的上行嵌入模式,是低等级或者落后的产业集群为了获取先进的技术、设备和研发能力,通过逆向投资方式,在高等级的产业集群内建立研发机构,积极与群内研发机构和大型企业合作,以期获得快速的技术外溢所引起的集群互动。随着两方投资活动的增强,产业集群的互动也不断加强,集群在区域乃至全球经济中的参与度不断提高,国际竞争力也得到不断提升。

产业集群互动发展的平行扩张模式,主要体现在具有相同等级的产业集群之间,它们出于扩大活动空间或者互补互利的考虑,互相进行产业投资或技术、人才、信息交流,形成集群的互动。随着时间的推移,双方的活动空间不断拓展,资源配置不断优化,国际竞争力也得到相应提升。

上述模式的具体实施主要通过研发、生产、营销等一个或几个方面进行。

---

① 张宏伟. 产业集群研究的新进展[J]. 经济理论与经济管理,2004(4):69—73.

2.4 集群——医药企业基本的研发创新生态

2.4.1 构建医药产业集群是支持医药产业研发创新的基本战略

医药产业是典型的全球性产业,医药产业集群是医药研发创新的基本生态。世界上多数医学发明专利和新药研发都需要基本的创新环境——医药产业集群的支持。产业集群提供的平台系统和广泛的研发网络、产学研的密切结合,成为医药研发创新的"天堂"。

美国的医药产业集群主要分布在加利福尼亚州、马萨诸塞州、新泽西州、北卡罗来纳州、纽约州、宾夕法尼亚州、伊利诺伊州、俄亥俄州和华盛顿州等地。这些地区医药产业集群的区位商较高,表明其医药产业的集聚性和专业化水平已达到较高的程度(见表2—1)。在此背景下,美国大型药企纷纷将总部或重要的分支机构和研发中心布局在这些地区的医药产业集群内。如辉瑞和百时美施贵宝将总部设在纽约州的医药产业集群内,强生、默克将总部设在新泽西州的医药产业集群内,雅培将总部设在伊利诺伊州的医药产业集群内,礼来将总部设在印第安纳州的医药产业集群内。诺华在美国的Cambridge(马萨诸塞)、East Hanover(新泽西)、Jolla(加利福尼亚)、Emeryville(加利福尼亚)、San Francisco Bay(加利福尼亚,是诺华全球三大Oncology研究基地之一,也是诺华化学药研究基地)建有4个研究中心;罗氏在美国的研发中心有454 Life Sciences(Branford,康涅狄格)、Genentech(South San Francisco,加利福尼亚)、Indianapolis(印第安纳)、Hoffmann-La Roche Inc(Nutley,新泽西)、Palo Alto(Roche Palo Alto LLC,加利福尼亚)、Pleasanton(Roche Molecular Systems,加利福尼亚)、Madison,Roche NimbleGen Inc.(威斯康星)等;赛诺菲安万特则在美国的Bethesda(马里兰)、Bridgewater(新泽西)、Cambridge(马萨诸塞)、Malvern(宾夕法尼亚)、Tucson(亚利桑那)等地设立了研究中心。美国以外的医药类跨国公司在美国的研发也基本上选择在这些医药产业集群内进行。

同样,国际上的大型医药企业来到中国后,也是将研究中心布局在主要的医药产业集群中,如世界十大医药企业中有六家在中国最发达的医药产业集群——张江建立了研发中心。

表 2—1　　2016 年药物产业区位商较高的大都市统计区

都市统计区(Metropolitan Statistical Area)	区位商	就业人数
大型都市统计区(就业总量超过 250 000)		
奥克斯纳德—千橡—文图拉,加利福尼亚州(Oxnard-Thousand Oaks-Ventura,CA)	8.61	5 734
印第安纳波利斯—卡梅尔—安德森,印第安纳州(Indianapolis-Carmel-Anderson,IN)	6.19	13 008
旧金山—奥克兰—海沃德,加利福尼亚州(San Francisco-Oakland-Hayward,CA)	3.3	16 153
麦迪逊,威斯康星州(Madison,WI)	2.88	2 098
罗利,北卡罗来纳州(Raleigh,NC)	2.69	3 270
奥尔巴尼—斯克内克塔迪—特洛伊,纽约州(Albany-Schenectady-Troy,NY)	2.63	2 182
费城—卡姆登—威尔明顿,宾夕法尼亚州—新泽西州—特拉华州—马里兰州(Philadelphia-Camden-Wilmington,PA-NJ—DE—MD)	2.49	14 576
圣迭戈—卡尔斯巴德,加利福尼亚州(San Diego-Carlsbad,CA)	2.46	7 018
伍斯特,马萨诸塞州—康涅狄格州(Worcester,MA-CT)	2.41	1 879
芝加哥—内珀维尔—埃尔金,伊利诺伊州—印第安纳州—威斯康星州(Chicago-Naperville-Elgin,IL-IN-WI)	1.91	18 317
格林维尔—安德森—莫尔丁,南卡罗来纳州(Greenville-Anderson-Mauldin,SC)	1.88	1 505
盐湖城,犹他州(Salt Lake City,UT)	1.81	2 510
布法罗—奇克托瓦加—尼亚加拉瀑布城,纽约州(Buffalo-Cheektowaga-Niagara Falls,NY)	1.74	1 904
波士顿—剑桥—牛顿,马萨诸塞州—新罕布什尔州(Boston-Cambridge-Newton,MA-NH)	1.69	9 439
纽约—纽瓦克—泽西市,纽约州—新泽西州—宾夕法尼亚州(New York-Newark-Jersey City,NY-NJ-PA)	1.68	31 793
中型都市统计区(就业总量在 75 000 和 250 000 之间)		
瓦列霍—费尔菲尔德,加利福尼亚州(Vallejo-Fairfield,CA)	13.05	3 509
达勒姆—教堂山,北卡罗来纳州(Durham-Chapel Hill,NC)	10.48	5 922
卡拉马祖—波特奇,密歇根州(Kalamazoo-Portage,MI)	8.92	2 649

续表

都市统计区（Metropolitan Statistical Area）	区位商	就业人数
特伦顿，新泽西州（Trenton, NJ）	5.1	2 213
圣克鲁斯—沃森维尔，加利福尼亚州（Santa Cruz-Watsonville, CA）	3.75	778
韦科，得克萨斯州（Waco, TX）	3.63	843
普罗佛—奥瑞姆，犹他州（Provo-Orem, UT）	3.26	1 502
奥格登—克利尔菲尔，犹他州（Ogden-Clearfield, UT）	3.06	1 423
林肯，内布拉斯加州（Lincoln, NE）	3.01	1 029
波特兰—南伯特兰，缅因州（Portland-South Portland, ME）	2.83	1 572
博尔德，科罗拉多州（Boulder, CO）	2.83	1 003
诺维奇—新伦敦，康涅狄格州（Norwich-New London, CT）	2.71	610
伯灵顿—南伯灵顿，佛蒙特州（Burlington-South Burlington, VT）	2.52	614
亨茨维尔，亚拉巴马州（Huntsville, AL）	2.47	1 008
科林斯堡，科罗拉多州（Fort Collins, CO）	2.42	703
小型都市统计区（就业总量小于75 000）		
落基山，北卡罗来纳州（Rocky Mount, NC）	26.72	3 041
东斯特劳斯堡，宾夕法尼亚州（East Stroudsburg, PA）	20.84	2 304
摩根敦，西弗吉尼亚州（Morgantown, WV）	20.19	2 463
坎卡基，印第安纳州（Kankakee, IL）	15.02	1 339
格林维尔，北卡罗来纳州（Greenville, NC）	12.73	1 603
布卢明顿，印第安纳州（Bloomington, IN）	10.66	1 285
圣约瑟夫，密苏里州—堪萨斯州（St. Joseph, MO-KS）	10.07	1 149
罗根，犹他州—爱达荷州（Logan, UT-ID）	8.84	957
雅典—克拉克县，佐治亚州（Athens-Clarke County, GA）	7.31	1 111
黎巴嫩，宾夕法尼亚州（Lebanon, PA）	5.89	593
艾奥瓦城，艾奥瓦州（Iowa City, IA）	3.93	581
哈里森堡，弗吉尼亚州（Harrisonburg, VA）	3.86	497
拉斐特—西拉斐特，印第安纳州（Lafayette-West Lafayette, IN）	3.66	632
特雷霍特，印第安纳州（Terre Haute, IN）	3.53	476

续表

都市统计区（Metropolitan Statistical Area）	区位商	就业人数
克利夫兰，田纳西州（Cleveland，TN）	3.42	322

资料来源：TEConomy Partners，LLC/BIO. Investment，Innovation and Job Creation in a Growing U.S.. Bioscience Industry 2018. https://www.bio.org/sites/default/files/2020-06/BIO2020-report.pdf.

2.4.2 中国医药产业研发创新的集聚性特征

与世界医药产业发展的基本规律一致，中国医药企业也主要以集群的方式发育、成长。当前，中国医药产业主要集中在上海、江苏、浙江、山东、北京、广东、湖北、河南、四川等地，已发育成一些具有一定规模的产业集群。如2018年北京和江苏泰州的医药产业产值均超过千亿元，分别为1 323.3亿元和1 082亿元，上海张江、江苏连云港、广东广州、浙江台州等地的医药产业产值也达300亿元以上，分别为721.04亿元、618亿元、587.81亿元、325.38亿元，四川成都的医药产业产值仅2018年上半年就已达295.1亿元（见表2—2）。

表2—2　　　　　　　2018年中国若干产业群产值规模　　　　　单位：亿元

集群名称	产值规模	集群名称	产值规模
北京	1 323.3	台州	325.38
济南	304.1	深圳	280
连云港	618	苏州	162.7
张江	721.04	泰州	1 082[①]
广州	587.81	成都	295.1（上半年）

资料来源：根据各地市统计年鉴整理。

当前中国医药企业的研发投入主要集中在北京、江苏、广东、上海、山东、浙江等地。从2016年A股生物医药上市公司的研发投入占比来看，广东为12.98%，江苏为12.93%，山东为9.99%，北京为9.47%，浙江为7.21%，上海为6.69%，

---

① 胡安平，李伟，吴宇，冀纲，毛晓华. 江苏生物医药产业产值超4000亿[EB/OL]（2019-09-19）. http://www.ctgw.net.cn/2019-09/19/content_24886492.htm.

六省市合计达59.27%（见表2—3）。而且，这些上市公司主要分布在上海、北京、连云港、广州、泰州、苏州、济南、台州等地的医药产业集群内。由此可见，集群的环境与生态支持了这些不断扩大的研发创新活动。

表2—3　　2016年238家A股上市生物医药企业研发投入及在全国的占比　　单位：%

省份（直辖市、自治区）	化学原料药	化学制剂	生物制品	医疗服务	医疗器械	医药商业	中药	各省研发经费
北京	0	4.47	16.54	0	16.35	8.53	3.66	9.47
上海	0	5.4	32.69	0	12.02	51.92	1.23	6.69
天津	1.21	4.41	1.21	0	4.26	0	9.7	3.43
江苏	1.31	19.35	1.12	15.3	5.82	0.75	9.99	12.93
广东	2.06	21.36	11	4.51	28.87	3.39	19.61	12.98
浙江	72.02	4.79	2.43	59.87	1.45	22.06	3.08	7.21
山东	3.83	3.36	1.63	0	10.79	0	11.9	9.99
陕西	0	0.11	0.42	0	0	0	1.58	2.68
安徽	0.24	0.52	2.02	0	0.38	0	0.16	3.03
湖北	1.48	9.58	0.2	0	0	4.37	0.67	3.83
四川	0.15	11.24	2.22	0	0	0	0.67	3.58
重庆	1.84	1.97	1.95	0	0	0	0.96	1.93
福建	1.88		1.76	0	6.53	0	1.21	2.90
湖南	2.84	2.21	0	8.77	9.03	1.14	3.83	2.99
辽宁	2.32	0.29	0	0	0	0	0	2.38
甘肃	0	0	0	2.24	0	0	0.36	0.55
河北	6.74	0	0	0	0	0	4.34	2.45
河南	0	0	5.24	0	0	0	1.83	3.15
黑龙江	0	4.72	0	0	0	0	2.41	0.97
江西	2.09	0	1.4	0	0.54	0	1.41	1.32
山西	0	0.57	0.69	0	3.97	0	2.68	0.85
吉林	0	0	9.1	0	0	0	4.1	0.89

续表

省份（直辖市、自治区）	化学原料药	化学制剂	生物制品	医疗服务	医疗器械	医药商业	中药	各省研发经费
云南	0	0	8.04	0	0	0	3.81	0.85
内蒙古	0	0	0.33	0	0	0	1.2	0.94
广西	0	0	0	0	0	0	2.52	0.75
贵州	0	0	0	9.33	0	0	4.77	0.47
新疆	0	0.77	0	0	0	0	0	0.36
青海	0	0	0	0	0	0	1.4	0.09
海南	0	1.8	0	0	0	0	0	0.14
西藏	0	3.06	0	0	0	0	0.92	0.01
总计	100	100	100	100	100	100	100	100

资料来源：侯贝贝，张璐．我国生物医药上市公司研发投入状况分析(EB/OL)(2017－11－10)，http://www.stdaily.com/app/yaowen/2017-11/10/content_594651.shtml.

2.5 医药产业集群的研发创新

2.5.1 张江医药产业集群的研发创新

张江医药产业集群主要由张江总部园、国家科研机构实验室集群、顶尖医学科研集群、国家级科研设施院校集群、张江创新药产业基地、张江细胞产业园、张江医谷迪赛诺老港基地等组成。该集群起步于20世纪90年代初期，虽然迄今仅有不到30年的历史，却是中国最成功的医药产业"生态系统"[①]。目前，张江医药产业集群积聚的细胞治疗产业链上中下游企业超过50家，其中包括细胞治疗研发企业20家、细胞装备企业（包括试剂、细胞培养基、设备、耗材等）15家。2018年，张江医药产业集群规模达到721.04亿元，分别占上海和浦东全部工业总产值

---

① 张江药闻．张江药谷又上头条啦！[EB/OL] (2019－08－09)．https://www.sohu.com/a/332742703_177021.

的30.4%和66.2%。

综观张江医药产业集群的发展历程,其之所以取得如此骄人的成绩,无疑与其出色的研发创新有着密切的关系。有数据表明,近年来中国新药创新专项科研经费中有1/3投入张江,中国新药研发的1/3来自张江,中国获批的一类创新药中也有1/3产自张江[①]。目前,张江医药产业集群具有1 000万份生物样品的存储能力,有130多个候选药物进入临床研究阶段,400多个在研药物品种获得超过1 000项的专利授权[②]。张江君实生物的一类新药重组人源化抗PD-1单克隆抗体已获批上市,成为首个上市的国产PD-1产品。张江和记黄埔医药的一类新药呋喹替尼也已上市,它是首个在国内自主研发的抗肿瘤新药。张江再鼎医药的尼拉帕利则在香港上市,它是全球第一个获批的适用于所有铂敏感复发卵巢癌患者的PARP抑制剂。来自张江绿谷制药的中国首创糖尿病新药HMS5552、抗阿尔茨海默病的寡糖类药物GV-971也已获批上市[③]。截至2019年3月底,张江申报细胞治疗药物的企业数量在上海的占比为75%,在全国的占比为20%[④]。

张江产业集群如此出色的研发创新能力得益于医药产业政策的支持和自身吸聚能力的强大。

(1)医药产业政策的支持

1992年浦东新区开启了新一轮的深度开发,生物医药被确定为浦东优先发展的核心项目,上海提出在张江建设国际生物医药谷。随着上海国际经济中心、国际金融中心、国际贸易中心、国际航运中心建设的开展,相关的人才、资金、土地、税收等政策不断出台,张江医药谷因之享受产业政策和创新制度不断更新和升级带来的益处,发展迅速。

此后,国家逐步推行医药产业政策与制度改革,张江成为改革的先行试验区和创新区,再一次强力推进了张江医药产业研发创新的发展。2016年我国推行的

---

① 张玉. 张江药谷嬗变:从稻田到"创新高地"[EB/OL](2019-09-14). http://www.cb.com.cn/index/show/gs/cv/cv12529738198.
② 张江药闻. 张江药谷又上头条啦[EB/OL](2019-08-09). https://www.sohu.com/a/332742703_177021.
③ 童兰. 十年磨一剑,中国原创药曙光初现[EB/OL](2019-11-13). https://www.yicai.com/news/100402358.html.
④ 张江药闻. 张江药谷又上头条啦. https://www.sohu.com/a/332742703_177021.

MAH改革首先在张江进行。截至2018年11月13日,上海市共受理43家申请人申报的114件MAH试点,共计68个品种,包括30个一类创新药。其中,浦东新区35家企业申报了54个品种,其中的31家企业46个品种就落户在张江。2017年底,上海在深化MAH试点改革的基础上,率先启动医疗器械注册人制度改革①。2018年2月27日,上海远心医疗科技有限公司的单道心电记录仪成为试点医疗器械注册人制度后获批上市的首个产品,上市时间比法定时间缩短了82%。上海还是"4+7"带量采购政策试点的11个地区之一,而且早在2014年就开始先行先试,为"4+7"的国家试点提供了经验和参考。此外,国家有关促进医药研发创新的人才政策、一致性评价政策、大型科学设施配套政策、产学研结合政策等率先在上海配套落实,客观上优化了张江的医药研发创新政策与制度环境,成为张江医药研发创新的核心动力;上海实施的生物医药试验用研发材料便捷通关、创新药物及医疗器械审评审批改革等诸多制度创新,也进一步加快了张江医药产业集群新药研发与国际接轨的步伐。

2018年"上海2035"城市总规划开始实施,建设全球卓越的创新之城的规划切实提到了落实阶段,国际科创中心成为上海建设的又一个重要目标,上海的四大国际中心建设被提升为五大国际中心建设。由此,上海再次出台诸多配套措施,优化张江医药产业集群的研发创新环境,这进一步促进了张江医药创新制度系统的高级化。

除此之外,近年来上海还出台了一系列鼓励医药产业研发创新的政策。《关于进一步深化人才发展体制机制改革 加快推进具有全球影响力的科技创新中心建设的实施意见》(沪委发〔2016〕19号)规定:"实施开放引才政策,发挥户籍制度的激励导向作用,建设国际人才实验区,建立基础研究人才长期稳定支持机制。"《浦东新区"百人计划"创新人才工作》规定:"对海外高层次人才给予个人待遇、创业扶持、创业团队支持等各项政策扶持。"《关于促进本市生物医药产业健康发展的实施意见》(沪府办发〔2017〕51号)规定:"对本市相关单位获批并在本市生产的、符合产业结构优化升级方向的创新生物医药和生物医学工程产

---

① 童兰. 十年磨一剑,中国原创药曙光初现[EB/OL](2019-11-13). https://www.yicai.com/news/100402358.html.

品给予单位研发支持;对自主研发生产大型医用设备等创新产品的企业,可申报首台(套)政策支持;对获得美国 FDA 创新药物和创新医疗器械注册的本市相关单位按品种给予研发支持。"《促进上海市生物医药产业高质量发展行动方案(2018—2020 年)》规定:"重点推动'张江药谷'就地拓展、提质扩容,推动创新药物和医疗器械重大创新成果在张江就地产业化。"[①]《上海加快实施人才高峰工程行动方案》规定:"对生命科学与生物医药等 13 个领域构建高峰人才,建立国际通行的遴选机制,建立稳定长期的经费保障机制,鼓励高峰人才及其团队开展科技成果转化,以现金形式给予个人奖励的,探索按照偶然所得征收个税。"[②] 正是在国家与上海相关政策的支持下,张江医药产业集群的研发创新系统才得以不断优化。

首先,医药产业的制度改革加速了张江医药产业集群的研发创新设施及其功能建设。在上海市药监局、浦东新区市场监管局的大力支持下,张江医药产业集群协同医药行业的领军企业,在 MAH 试点改革的基础上,于 2017 年底率先启动医疗器械注册人制度创新改革,加强了张江 100 个创新服务平台功能,构建起了"新药筛选—工艺路线设计—质量研究—药理药效研究—药代动力学研究—安全性评价—临床研究—中试放大—注册申请等"从药品研发到上市的全程产业链,大大降低了创新成本,明显提高了新药研发的效率和获批率。

其次,科学的医药产业政策使张江医药产业集群的创新系统不断得到优化。基于创新设施的加速建设,张江药谷通过 2 所高校、1 个药物研究所、1 个新药研究院、18 个公共服务平台和 40 个研究中心,培育了绿谷制药、中信国健、微创医疗、复旦张江等一大批明星医药企业,并集聚了罗氏制药、勃林格殷格翰、葛兰素史克等多家国际大型医药企业、300 余家研发型科技中心企业以及 40 余家 CRO 公司[③]。通过 VC(风险投资)、IP、CRO(合同研究组织)和 Quality 四者的有机结合,张江着力推进了新药候选药物的研发,并在市场潜力大、成功率高的孵化项目方面取得了明显的效果。

---

① 童兰. 十年磨一剑,中国原创药曙光初现[EB/OL](2019-11-13). https://www.yicai.com/news/100402358.html.
② 刘颂辉. 上海加入"抢人"大战:单身与非沪籍可购房[N]. 中国经营报,2019-11-22.
③ 张娟. 改革开放四十年上海引进外资回顾与展望[J]. 科学发展,2018(6):69—76.

(2) 吸聚成长

目前,上海已经形成了以张江为中心的较为密集的生物医药研发资源和研发基础设施。上海拥有上海交通大学、复旦大学、同济大学等设有医、药学院的综合性大学,拥有中国人民解放军海军军医大学、上海中医药大学等医药类重点高校,拥有长征医院、海军医院、瑞金医院、中山医院、华山医院、东方肝胆医院等研究型三甲医院,拥有中国科学院上海药物研究所、上海医工院等医学研究机构,拥有复星等大型医药企业。特别是随着张江医药产业制度和研发生态系统的不断完善,各类医药企业源源不断地向此汇聚(见表2—4)。据统计,目前张江医药产业集群已聚集企业600家,其中超过35家企业是已上市或挂牌企业。这给上海提供了产学研齐全的研发支持系统,对海内外医药科技人才形成了强大的吸引力。

表 2—4　　　　　　　　　　　张江医药产业集群的核心企业

企业名称	入住日期	备注
创诺医药集团	1996	主要从事抗肿瘤药物制剂业务。公司研发中心设在张江,为国家企业技术中心、国家抗艾滋病病毒药物工程技术研究中心、国家博士后科研工作站。该研发中心构建了药物合成技术、结晶技术、微生物发酵、生物技术、制剂技术五个专业化的技术平台,具备多个新品种同时开发及工艺技术革新的能力。
绿谷制药	1997	主要集中在复杂疾病诊疗领域,包括神经精神系统疾病、心血管疾病和肿瘤免疫。公司建立了由院士领衔、专注于糖药物研发与大脑疾病研究的创新团队——绿谷研究院。目前,绿谷研究院已建成世界领先的糖类药物研发技术平台和糖药物原创产品管线。
天士力生物医药股份公司	2001	公司专注于心脑血管、肿瘤及自身免疫以及消化代谢等领域的生物药开发,为中国患者提供价格合理的首创或最佳的生物药,满足目标治疗领域日益增长的临床需求。
扬子江集团上海海雁医药科技有限公司	2011	以化学合成小分子创新药物为主要研发方向,以肿瘤、感染等人类疾病为主要研发领域,针对热点药物靶点进行化学合成、药效评估和安全性评价,研发具有自主知识产权、安全有效的创新药物。

续表

企业名称	入住日期	备注
豪森药业上海翰森生物医药科技有限公司	2011	是国内中枢神经系统和抗肿瘤药物研发生产的领军企业、国家技术创新示范企业和最具创新能力的医药企业之一,致力打造全球化创新型制药公司。
瑞阳(上海)新药研发有限公司	2011	属1类新药研发公司,公司由美籍科学家和留美博士为主要负责人,立足于自主研发,开发具有自主知识产权的抗肿瘤以及抗感染的小分子创新药物。公司在药物设计、合成化学、酶学实验、细胞实验、体外代谢实验以及体内药效评价等新药研发领域建立起完整的科研体系和研究团队。
复星凯特生物科技有限公司	2017	将创新研发作为企业发展最核心的驱动因素,在中国、美国、印度等地布局,打造高效的化学创新药平台、生物药平台、高价值仿制药平台及细胞免疫平台。目前,公司的研发持续专注于抗肿瘤、心血管系统、中枢神经系统、血液系统、代谢及消化系统、抗感染等治疗领域。通过自主创新和国际合作,专注CAR-T/TCR-T临床阶段和早期阶段创新研发项目。
罗欣药业(上海)有限公司	2014	致力于分子靶向创新药、临床价值较高的仿制药的研究开发,涉及消化系统、呼吸系统、心血管系统、抗肿瘤等重大疾病治疗领域,已开展的药品研发项目达50余项,包括化药1.1类创新药10项。
上海泽润生物科技有限公司、上海沃森生物技术有限公司	2003、2019	泽润生物拥有重组病毒样颗粒制备技术平台、重组蛋白表达技术平台、创新佐剂评估平台及灭活病毒疫苗研发技术平台。公司的自主知识产权产品精制甲型肝炎灭活疫苗(Vero细胞),是世界首个Vero细胞基质培养生产的甲型肝炎灭活疫苗。自主研发的重组人乳头瘤病毒双价疫苗正在临床研究阶段,是国内第一家进入临床阶段的真核细胞表达的HPV疫苗。
三生国健药业(上海)股份公司	2002	专注于抗体药物的研发、中试和产业化,拥有国内唯一的"抗体药物国家工程研究中心",运行着中国规模最大、技术先进程度最高的单抗生产基地,是中国抗体药物的先行者,也是TNF-α抗体市场的绝对领导者。公司核心产品包括肿瘤、自身免疫疾病等。

续表

企业名称	入住日期	备注
亿帆健能隆医药技术(上海)有限公司	2004	致力于大分子创新药的研究与开发。依托两个自有专利的研发平台——双分子平台(DiKineTM)和免疫抗体平台(ITabTM),具备从分子设计、药物筛选、蛋白表达、工艺开发放大、质量控制、药效学评价、临床前评价、国内国际临床注册、国内国际临床试验到遵循 cGMP 规范从事重组蛋白药物产业化生产的能力。
上海齐鲁制药研究中心有限公司	2017	紧跟国际创新药物发展趋势,建立中美联动五大研发平台,瞄准肿瘤化学和生物药物治疗、肿瘤免疫治疗、自身免疫研究和代谢功能疾病治疗等方向,力争建立有国际竞争力的创新药物研发平台,并逐步形成每年均有创新产品上市的良性循环。
济民可信集团张江研究院	2018	加大高尖端研发人员的引进和现代化研发中心建设,力争实现在重点领域的快速突破,打造国家一流、国际知名的医药研发基地。
上海威高医疗技术发展有限公司	2019	以医疗器械和药业为主业,实行多业并举、联动发展。
华海药业有限公司	2001	具备原料药研发、生产全过程的实力,主营原料药、医药关键中间体、新药开发、生产工艺优化等业务。仿制药的研究开发主攻方向为小分子化学药物的制剂研发,药物类型为抗心血管病、抗抑郁症、抗糖尿病、抗肿瘤及抗艾滋病药等。拥有完善的研发技术平台,已建立丰富的新药研发管线,品种覆盖眼疾、肿瘤及自身免疫性疾病三大领域。在生物抗体药研发方面,已有多个项目进入临床阶段。力求在中枢神经、心脑血管、肿瘤、免疫、代谢等领域形成华海优势。
和黄医药	2001	主要从事中药新药、抗肿瘤药、创新药研究。
辉瑞普强全球中心	2019	主要从事成熟药物全球经营。
葛兰素史克(上海)医药研发有限公司	2007	主要从事临床研究。
礼来中国研究中心	2003	主要从事合成化学药研究。
上海罗氏(中国)研究中心	2004	主要从事寻找和优化药物分子研究。
辉瑞中国研发中心	2005	主要从事临床研究和生物统计。
诺华(中国)生物医学研究中心	2006	主要从事小分子和生物制剂的自主研发。

续表

企业名称	入住日期	备注
赛诺菲上海研发中心	2008	主要从事创新药物研发。
拜尔中国生物发现—创新中心	2009	主要从事创新药物开发。
强生制药研发中心(亚太区总部)	2009	主要从事创新药物研究。
勃林格殷格翰中国研发中心实验室	2010	主要从事免疫肿瘤方面的研究。
阿斯利康制药公司东亚临床研究中心	2002	主要从事临床医药研究。
科望生物医药上海研发中心	2019	主要从事免疫治疗创新。

2018年,张江吸聚了包括现代生物治疗技术、化学药、肿瘤免疫治疗、影像诊断、微创介入与植入医疗器械等领域的"独角兽"及准"独角兽"企业超过60家[①];张江生物医药基地核心园1.5平方公里内的生物医药企业累计获得约17亿美元的投资[②]。截至2019年底,全球制药企业10强中的辉瑞、诺华、罗氏、强生、葛兰素史克、安进6家企业在张江设立了区域总部或研发中心;在中国医药工业百强中,有包括扬子江药业、上海医药、齐鲁制药、复星医药等在内的17家企业在张江设立了研发中心和运营中心[③]。

综上所述,在不断优化和强化的制度支持下,在不断依靠自身优势吸聚外部资源的努力下,张江医药产业集团的研发创新不断发展,已由初期屡弱的医药研发+制造,逐步演变为研发创新+平台服务+生产制造+细胞与基因疗法等多维度的综合生态群,其研发创新已覆盖医药产业的全部产业链,并形成了独特的VICQ(VC+IP+CRO+Quality)产业新模式[④]。

---

① 张玉. 张江药谷嬗变:从稻田到"创新高地"[EB/OL](2019-09-14). http://www.cb.com.cn/index/show/gs/cv/cv12529738198.
② 葛俊俊. 张江药谷:"十年磨一剑"加速度迈向世界级产业集群[EB/OL](2019-07-30). http://sh.people.com.cn/n2/2019/0730/c392693-33193745.html.
③ 童兰. 十年磨一剑,中国原创药曙光初现[EB/OL](2019-11-13). https://www.yicai.com/news/100402358.html.
④ 张江生物医药产业又有大动作!张江细胞产业园首次对外发布[EB/OL](2019-05-08). https://baijiahao.baidu.com/s?id=1632977325622329528&wfr=spider&for=pc.

2.5.2 连云港医药产业集群的研发创新

医药产业是连云港集中度最高、竞争力最强、发展潜力最大的支柱产业。依靠恒瑞、豪森、正大天晴和康缘四大核心医药企业,以及其他54家规模以上的医药企业,连云港形成了享誉全国的内生性医药产业集群。2018年连云港医药产业总产值达618亿元,销售收入达470亿元,产值占GDP的比重达10%,应税销售和工业税收分别占18%和50%。[①] 截至2019年8月,中国在全球范围内上市的公司已达到7 166家,其中市值超过1 000亿人民币的公司有146家,而连云港的恒瑞医药与豪森药业分别以2 955亿元和1 111亿元的市值位列其中[②]。

企业数量和产值分别不足江苏全省的10%,却贡献了20%的应税销售和30%的利税,并拥有两家市值上千亿的企业,这充分表明了连云港医药产业卓越的发展水平。连云港医药产业之所以有如此骄人的业绩,又和其具有卓越的研发创新能力密不可分。

2017年以来,连云港得到国家药监局批准的国家重大专项支持的1类新药4个,分别为乳腺癌治疗药物吡咯替尼、复发/难治性霍奇金淋巴瘤药物卡瑞利珠单抗、晚期或转移性非小细胞肺癌治疗药物安罗替尼和Ⅱ型糖尿病治疗药物聚乙二醇洛塞那肽。其中,安罗替尼上市一年来的销售额达26亿元,占全国的28.57%。近年来,连云港市累计获得国家药监局批准新药300多个,其中一类新药7个,并有三期临床在研药物87个,仅次于上海和北京。2018年中国药品研发实力百强榜中,连云港的恒瑞医药、正大天晴、康缘药业、豪森药业分别位列第一、第二、第十四和第十五名。

综观连云港医药产业集群的研发创新机制,可以发现其具有以下特征:

(1) 依托国家重大新药研究计划,促成自身快速发展

围绕重大战略需求,2008年国家在医药领域设立重大专项集中攻关,不但提升了相关领域的研发能力,也获得了一批重大研发成果。2008—2018年,在重大专项支持下获得国家药监局批准的新药有139个,其中1类新药有44个。在中药方面,

---

① 连云港市医药产业发展办公室. 连云港市医药产业及重点企业简介,2019.
② 吴琼,李浩然,毛丽丽. 连云港两家药企市值过千亿 "中华药港"日渐崛起[EB/OL](2019-08-05). http://baijiahao.baidu.com/s?id=1641008759793789921&wfr=spider&for=pc.

国家药监局批准中药新药证书32个,临床批件48个。在国际化方面,有280余个专项支持的通用名药物完成在欧美的注册,29个专项支持的品种在发达国家获得批准上市。在此过程中,连云港依靠自身作为全国医药创新基地的优势,积极投入国家重大新药创新专项行动中,专注于肿瘤、肝病、心血管等重大疾病用药。2008—2018年,连云港累计主持、参与新药专项研发超过90项,获得国家专项资金5.4亿元,位居全国地级市之首。在这些专项中,已经完成的项目有63个,获得国家药监局批准的新药有10个(其中一类新药4个,三类新药6个),获得新药证书18个,获得临床批件95个、生产批件26个、产业化项目23个,累计实现收益567.3亿元。由此可见,连云港医药产业集群通过积极参与国家重大新药创新专项,提高了创新能力,取得明显的效益,同时也提升了整体的研发等级和国际竞争力[①]。

(2)构建研发网络,动用全球研发资源

在信息化和全球化的今天,构建全球研发网络、动用全球研发资源是医药研发必不可少的科技基础设施,而研发中心的全球化布局则是研发网络的基本支撑。目前,连云港以核心企业为基础,以高端人才团队和研发机构为核心,在美国、欧洲、日本、印度及我国的连云港、上海、南京、成都等地建立了规模不同、战略目标各异、功能强大的研发机构。如恒瑞在连云港、上海、南京、成都、新泽西等地分别成立了研发中心,初步形成全球研发网络建设的战略支点;正大天晴在连云港和南京建立研发中心,并加紧布局海外研发中心,构筑全球化的研发网络体系。所有这些为连云港医药产业集团动用当地的高端人才和科技设施进而获得进一步的发展奠定了良好的基础。

(3)出台激励研发创新的政策

科学的政策是连云港医药产业持续、快速发展的必要制度支持。2010年以来,连云港发布《连云港市医药产业"十二五"发展规划纲要》《连云港市国民经济和社会发展第十三个五年规划纲要》,大力支持连云港"一基地三园区"(即新医药产业园核心区、大浦原料药集中区、医疗器械及医药包装集中区)的医药布局。基于医药产业是资金技术密集型产业,需要大量高端人才及研发设施,需要大量的

---

① 周莹.连云港4个新药成国家重大新药创制"研发标杆"[EB/OL](2019-08-02).http://baijiahao.baidu.com/s?id=1640719572248957121&wfr=spider&for=pc.

资金支持,连云港市政府支持成立了全国唯一的新医药产业研究院,并建立了4家国家级企业技术中心、4家博士后科研工作站、2家工程技术研究中心、1个重点实验室。为了形成必要、稳定的资金支持,连云港市设立了医药健康产业发展基金、医药产业投资引导基金,还设立了每年投入亿元以上的财政专项资金,强化研发投入,以促进医药企业的扩量升级和高仿药物与新药的研制[①]。

(4)具备根植性的研发创新主体及集群生态

根植性生态是连云港医药产业成功的关键。连云港的核心企业恒瑞、正大天晴、豪森和康缘都是在原国营药厂的基础上发展起来的,根深蒂固的"原始土壤"为其发展奠定了根深叶茂的基础。同时,它们各具特色、自成体系(见表2—5),并通过各自的研发、生产制造、营销及人才等形成了与外界广泛联系的生态网络,共同构成了支持连云港医药产业研发创新的坚实基础。

表2—5　　　　　　　　　连云港核心医药企业情况

核心企业	研发创新情况
江苏恒瑞医药股份有限公司	抗肿瘤药和手术用药全国第一,艾瑞昔布、阿帕替尼、硫培非格司亭、吡咯替尼4个创新药上市,10多个制剂产品在欧、美、日本上市。阿帕替尼国内市场占有率100%,环磷酰胺注射液占美国市场的51%。
正大天晴药业集团股份有限公司	国内最大的肝健康药物研发和制造企业。肝炎用药全国市场占有率第一,产品涉及肝病、肿瘤、呼吸、感染、消化等领域。有16个年销售过亿产品,2个20亿元产品。盐酸安罗替尼胶囊是全球首个也是唯一获批的晚期非小细胞肺癌三线治疗药物。异甘草酸镁国内市场占有率第一。
江苏豪森药业集团有限公司	国内抗肿瘤和精神药物研发、制造引领企业。产品涉及神经系统、抗肿瘤、抗感染、糖尿病、消化道和心血管疾病治疗领域。重要产品超过50个,年销售收入超过10亿元的药品有欧兰宁、普来乐、泽菲等。抗肿瘤原料药国内市场占有率超过25%。拥有全国首个自主产权的二型糖尿病制剂聚乙二醇洛塞那肽注射液,甲磺酸氟马替尼片是国内首个自主知识产权慢性粒细胞白血病靶向药。2009年启动仿制、2014年成功上市的国产甲磺酸伊马替尼片价格只有原研药的十分之一,国内市场占有率接近50%。
江苏康缘药业股份有限公司	中医药行业领军企业,产品涉及妇科、骨伤科、病毒性感染、心血管等领域治疗用药。妇女儿童中成药市场占有率超过30%。拥有47个康缘牌现代中药,其中热毒宁注射液是中药行业唯一获得中国发明专利金奖产品,桂枝茯苓胶囊正在美国进行临床试验,是我国首批推荐美国FDA药品注册的重要产品。

资料来源:根据连云港市政府医药产业发展办公室提供的资料整理。

---

① 吴琼,李浩然,毛丽丽. 连云港两家药企市值过千亿"中华药港"日渐崛起[EB/OL](2019-08-05). http://baijiahao.baidu.com/s?id=1641008759793789921&wfr=spider&for=pc.

(5) 研发至上的企业精神

研发是医药企业发展的原动力。连云港医药产业从20世纪80年代末年产值不足0.3亿元,发展到今天仅市值过千亿的企业就有2家,得益于持续重视医药研发创新。

2012年以来,连云港各企业不断加强研发力度,形成了多元化的研发模式。恒瑞在加强既有研究的同时,十分注重引进专利,并借此从美国Mycovia Pharmaceuticals Inc引进了用于治疗和预防多种真菌感染疾病的专利——先导化合物VT-1161(也称Oteseconazole),以加强自身研发成果,加快药物开发步伐,完善自身的产品线;豪森着力加强自身的研发投入和研发能力;正大天晴努力拓展国际研发合作,力求构建与国际接轨的全球研发体系;康缘药业根据自身的特点,构建现代中药的独特研发体系。

2018年恒瑞医药研发投入超过25亿元,是国内研发投入最多的医药企业。连云港全市医药行业研发投入占销售收入的比例在8%以上,重点企业的研发投入占全部销售收入的10%以上,远远高于全国2%的水平。目前恒瑞、正大天晴、豪森等龙头药企形成了从新药研究到临床研究的完整创新体系,拥有100多个在研创新药,在海外开展临床研究的创新药有20多个[①]。

通过构建多元化的产业研发体系,连云港的医药产业正在形成具有国际竞争力的"新药研发系统",引领中国医药创新的步伐。

---

① 吴琼,李浩然,毛丽丽.连云港两家药企市值过千亿"中华药港"日渐崛起[EB/OL](2019-08-05). http://baijiahao.baidu.com/s? id=1641008759793789921&wfr=spider&for=pc.

第3章　医药新政对医药研发创新的影响

3.1　医药政策变革的背景

长期以来,我国医药产业制度存在的种种弊端阻碍了其对企业研发创新所具有的激励效应的发挥,致使我国医药产业发展缺乏足够的研发创新支持,无法满足国民日益增长的对高效药品及新药的需求。改革现有医药政策,促进医药产业研发创新,让医药产业发展回归到正常的发展轨道上来,是我国新时代社会经济发展的必然要求。

具体而言,目前中国的医药产业政策变革是基于以下背景展开的。

3.1.1　药企资金投入呈现重营销、轻研发的态势

长期以来,我国医药行业存在较为严重的重复生产和带金销售现象,以至于企业的资金因流于营销而不能大量集聚于研发领域。

国际知名医药企业辉瑞2018年的销售费用为112.48亿美元,销售总收入为536.47亿美元,销售费用占销售总收入的20.7%[①];强生制药的销售费用占其销售总收入的比例自2008年以来虽逐年略有增加,但2018年仅为33.21%(见表

---

① Pfizer. 2018 Annual Review[EB/OL](2019-01-08). https://www.pfizer.com/files/investors/financial_reports/annual_reports/2018/index.html.

3—1)。与之相比,中国医药企业的销售费用普遍较高。国农科技、东北制药、四环生物、德展健康、景峰医药、沃华医药、嘉应制药、誉衡药业、益盛药业、未名医药、舒泰神、仟源医药、广生堂、赛升药业、中恒集团、济川药业、康恩贝、步长制药、方盛制药等的销售费用占销售收入的比重均超过50%;泰合健康、吉林敖东、九芝堂、华润三九、双鹭药业、力生制药、汉森制药、康弘药业、安科生物、佐力药业、福安药业、翰宇药业、常山药业、贝达药业、兴齐眼药、联环药业、康缘药业、益佰制药、神奇制药、莎普爱思等企业的销售费用占销售收入的比重为40%~50%(见表3—2)。

表3—1　　　　　2008—2018年强生销售收入及销售费用占比　　　单位:百万美元,%

年份	2008	2009	2000	2011	2012	2013
销售收入	63 747	61 897	61 587	65 030	67 224 7	71 312
销售费用	18 463	18 380	18 688	20 219	21 515	22 181
销售费用/销售收入	29.00	29.69	30.34	31.09	32.00	31.10
年份	2014	2015	2016	2017	2018	
销售收入	74 331	70 074	71 890	76 450	81 581	
销售费用	22 684	21 426	21 789	25 439	27 091	
销售费用/销售收入	30.52	30.58	30.31	33.28	33.21	

资料来源:强生. Johnson & Johnson 2018 Annual Report[EB/OL](2019—08—22). http://www.investor.jnj.com/annual-meeting-materials/2018-annual-report.

表3—2　　　　　2018年部分医药公司的销售费用与销售收入占比　　　单位:%

公司名称	行业	销售费用/营业总收入(%)	公司名称	行业	销售费用/营业总收入(%)
国农科技	化学制剂	73.84	信立泰	化学制剂	28.93
丰原药业	化学制剂	26.81	众生药业	中药Ⅲ	31.75
东阿阿胶	中药Ⅲ	24.20	仙琚制药	化学制剂	32.99
丽珠集团	化学制剂	36.87	力生制药	化学制剂	43.92
四环生物	生物制品Ⅲ	55.63	汉森制药	中药Ⅲ	45.93
海南海药	化学制剂	29.95	科伦药业	化学制剂	36.62
启迪古汉	中药Ⅲ	26.32	贵州百灵	中药Ⅲ	29.75

续表

公司名称	行业	销售费用/营业总收入(%)	公司名称	行业	销售费用/营业总收入(%)
东北制药	化学制剂	25.69	誉衡药业	化学制剂	53.59
吉林敖东	化学制剂	46.87	千红制药	化学制剂	24.25
长春高新	生物制品Ⅲ	38.97	益盛药业	中药Ⅲ	53.39
通化金马	化学制剂	59.39	未名医药	生物制品Ⅲ	59.37
北大医药	化学制剂	25.34	以岭药业	中药Ⅲ	37.80
泰合健康	中药Ⅲ	48.00	东诚药业	化学制剂	24.62
德展健康	化学制剂	52.85	长生生物	生物制品Ⅲ	37.53
景峰医药	化学制剂	52.24	双成药业	生物制品Ⅲ	54.74
山大华特	化学制剂	28.39	特一药业	中药Ⅲ	22.61
九芝堂	中药Ⅲ	41.93	葵花药业	中药Ⅲ	32.36
华润三九	中药Ⅲ	48.17	龙津药业	中药Ⅲ	72.21
京新药业	化学制剂	37.39	康弘药业	化学制剂	47.15
双鹭药业	生物制品Ⅲ	42.04	莱美药业	化学制剂	38.55
沃华医药	中药Ⅲ	59.02	安科生物	生物制品Ⅲ	43.83
嘉应制药	中药Ⅲ	51.34	北陆药业	化学制剂	30.64
恩华药业	化学制剂	30.93	上海凯宝	中药Ⅲ	51.54
桂林三金	中药Ⅲ	28.56	福瑞股份	医疗器械Ⅲ	26.95
康芝药业	化学制剂	22.02	亚宝药业	中药Ⅲ	32.98
华仁药业	化学制剂	38.13	健康元	化学制剂	35.51
沃森生物	生物制品Ⅲ	39.75	现代制药	化学制剂	28.64
振东制药	化学制剂	51.65	昆药集团	中药Ⅲ	37.52
佐力药业	中药Ⅲ	46.23	千金药业	中药Ⅲ	29.87
福安药业	化学制剂	40.01	天药股份	化学制剂	26.78
翰宇药业	化学制剂	47.76	联环药业	化学制剂	47.41
舒泰神	生物制品Ⅲ	59.97	华海药业	化学制剂	25.41
仟源医药	化学制剂	54.95	交大昂立	生物制品Ⅲ	32.84
常山药业	生物制品Ⅲ	42.18	康缘药业	中药Ⅲ	49.38

续表

公司名称	行业	销售费用/营业总收入(%)	公司名称	行业	销售费用/营业总收入(%)
博雅生物	生物制品Ⅲ	30.78	济川药业	中药Ⅲ	50.83
我武生物	生物制品Ⅲ	33.61	康恩贝	中药Ⅲ	50.42
广生堂	化学制剂	52.18	益佰制药	中药Ⅲ	49.76
赛升药业	生物制品Ⅲ	58.02	神奇制药	化学制剂	44.51
贝达药业	化学制剂	40.55	江中药业	中药Ⅲ	28.66
兴齐眼药	化学制剂	44.85	广誉远	中药Ⅲ	38.83
华润双鹤	化学制剂	38.83	华北制药	化学制剂	28.65
金花股份	生物制品Ⅲ	52.59	通化东宝	生物制品Ⅲ	26.03
复星医药	生物制品Ⅲ	34.06	莎普爱思	化学制剂	47.81
中恒集团	中药Ⅲ	64.24	珍宝岛	中药Ⅲ	31.47
海正药业	化学原料药	24.67	海利生物	动物保健Ⅲ	27.68
恒瑞医药	化学制剂	37.11	步长制药	中药Ⅲ	58.81
羚锐制药	中药Ⅲ	51.46	方盛制药	中药Ⅲ	50.83
中新药业	中药Ⅲ	26.72			

资料来源：Wind 数据库。

由此可见，我国的医药企业普遍将销售收入中相当大的一部分用作销售，无法将重心置于研发创新。这一现象所造成的后果是：新药稀少，大量普药和一致性评价欠缺的仿制药主导市场，企业间竞争过度，医药产品供给无法满足患者的需求。

3.1.2 药品价格过高

长期以来，中国推行的是以药养医政策，这无形中推高了药品价格，造成了药品价格泡沫。这可以从"4+7"药品带量采购试点中选药品价格大幅度下降以及通过谈判而获得的低价格医保药品等方面得到证实。

从 2018 年底开始，中国在"4+7"个城市进行了药品带量采购试点。在此过程中，所有"4+7"试点采购中选的药品价格均有大幅度下降。在 2018 年 12 月的

"4+7"试点中,中选药品价格的最低降幅达50%,最高降幅达90%以上,其中京新药业的瑞舒伐他汀的中标价为0.78元/片(10mg),较原来价格下降81.6%。正大天晴的恩替卡韦(0.5mg)的中标价为0.62元,较原来价格下降了96%。在2019年9月的"4+7"试点全国扩围中,25个中选药品在首轮试点中选药品降价幅度的基础上又有平均25%的降幅,东瑞制药、百奥药业、广生堂三家药企恩替卡韦(0.5mg)的中标价分别为0.18元/片、0.2元/片和0.27元/片,较首轮的中标价分别下降71%、68%和56%,瀚晖制药瑞舒伐他汀的中标价为0.2元/片(10mg),较首轮的中标价下降74%。[①]

国家医保局、人力资源社会保障部印发的《关于将2019年谈判药品纳入乙类范围的通知》(医保发〔2019〕65号)指出,通过谈判新增的70个医保药品价格平均下降60.7%;续约的27个药品平均价格下降26.4%,个别药品价格下降超过95%,降低患者个人负担超过80%[②]。

根据福利经济学的经济剩余理论[③],价格虚高严重减少了消费者剩余,损害了患者的福利。由于药品的需求价格弹性较小,呈现刚性需求,药品价格升高必然加重病人的经济负担,加重百姓看病贵的难题。

与美国等发达国家相比,我国普通百姓的医药支付能力还很弱。按照狭义的口径统计,2018年我国人均医疗保健消费支出仅1 685元,占人均消费支出总量的8.5%,其中药品支付不足700元。在此背景下,有些患者因病致贫,或本来就是贫困户,根本无法承担巨额的医药费用,得不到良好的救治。此种情境下的福利损失更大。

降低药价,使其回归理性,是我国医药产业当前的一个重要任务。

3.1.3 产业集中度低、研发投入少

由于新药研发需要很长时间,需要大量的投资,因此需要大型企业作为研发载体。

---

① 戴小河,傅苏颖. 带量采购药价又降了! 这些公司是最大赢家[EB/OL](2019-09-26). http://stock.jrj.com.cn/hotstock/2019/09/26062628181202.shtml.
② 第一财经. 医药政策逐步落地,这几个领域上市公司业绩被看好[EB/OL](2019-11-30). https://www.55188.com/thread-9093790-1-1.html.
③ 曼昆. 经济学原理[M]. 北京:北京大学出版社,2015:144-164.

新药研发通常分为临床前的研究、临床Ⅰ期、临床Ⅱ期、临床Ⅲ期、审批上市，而上市后还需要后续临床Ⅳ的大量研究。从时间上看，这一系列程序算下来需要15年以上。而研究新药的花费更是惊人，一个生物新药的研发费用总计可达20亿～30亿美元。由中科院药物所、中国海洋大学和绿谷制药有限公司共同研发的治疗阿尔茨海默病的国产新药"九期一"（甘露特钠）历时22年，仅绿谷制药有限公司就累计投入超过30亿元人民币。

巨型医药企业具有一流的研发人才、先进的管理机制和资金支持，是新药研发的关键主体。新药研发需要巨型公司和雄厚的研发资金的支持。2018年排在全球前10位的大药企研发了26个新药，其中的15个出自美国的安进、辉瑞、艾伯维、吉利德和强生这五家巨型公司，见表3—3。

表3—3　　　　　　　　2018年全球TOP10药企上市新药

	药物名称	批准机构与商品名	上市时间	功能
安进	Erenumab-aodeoe（厄瑞努单抗）	FDA EMA 商品名为Aimovig®	2018.5.17 2018.7.26	预防和治疗成人偏头痛
	Romosozumab（罗莫珠单抗，该药由安进和优时比共同研发）	EMA 商品名为Evenity®	2018.1.12	治疗高骨折风险人群的骨质疏松症
	Trastuzumab biosimilar（曲妥珠单抗生物类似药由艾尔建、安进共同研发（Allergan/Amgen））	EMA PMDA 商品名为Kanjinti®	2018.5.16 2018.9.21	是曲妥珠单抗（Trastuzumab）的生物类似药，即一种靶向于HER2的人源化IgG1单克隆抗体，用于治疗HER2＋早期乳腺癌和胃癌
艾伯维	Elagolix Sodium（恶拉戈利钠）	FDA 商品名为Orilissa®	2018.7.23	是一种促性腺激素释放激素受体（GnRH receptor）拮抗剂，获批用于治疗子宫内膜异位症相关的中度至重度疼痛
葛兰素史克	Tafenoquine Succinate（琥珀酸他非诺喹）	FDA 商品名为Krintafel®	2018.7.20	用于16岁及以上疟疾患者，根治（预防复发）由间日疟原虫（P. vivax）导致的疟疾
吉利德	Bictegravir/Emtricitabine/Tenofovir Alafenamide Fumarate（必妥维/恩曲他滨/富马酸丙酚替诺福韦）	FDA EMA 商品名为Biktarvy®	2018.2.7 2018.6.21	治疗成人HIV-1感染

第3章 医药新政及其对医药研发创新的影响

续表

	药物名称	批准机构与商品名	上市时间	功能
强生	Apalutamide(阿帕鲁胺)	FDA 商品名为 Erleada®	2018.2.14	治疗非转移性去势抵抗前列腺癌
赛诺菲	Patisiran [帕蒂西兰,最初由奥尼兰姆(Alnylam Pharmaceuticals)研发,2012年授权给健赞(赛诺菲子公司)]	FDA EMA 商品名为 Onpattro®	2018.8.10 2018.8.27	治疗遗传性转甲状腺素蛋白淀粉样变性成人患者的 RNAi 疗法
	Cemiplimab [西米普利单抗,最初由再生元(Regeneron)开发,之后赛诺菲(Sanofi)获得了该药物在美国以外地区的研发和商业化授权]	FDA 商品名为 Libtayo®	2018.9.28	治疗转移性皮肤鳞状细胞癌(CSCC)或不能接受治愈性手术或放疗的局部晚期 CSCC 患者
默沙东	Vibegron (维贝格龙,由杏林制药和 Kissei 在日本上市销售)	PMDA, 商品名为 Beova®	2018.9.21	治疗膀胱过度活动症
	Sitagliptin Phosphate Monohydrate/Ipragliflozin L-Proline [磷酸西格列汀/伊格列净脯氨酸,由安斯泰来(与 Kotobuki 合作)和 MSD KK(默沙东制药子公司)共同研发]	PMDA 商品名为 Sujanu®	2018.3.23	治疗2型糖尿病
	Tildrakizumab-asmn (替拉珠单抗,分别由默沙东和 Almirall 在美国和欧洲销售)	FDA EMA 商品名为 Ilumya®	2018.3.20 2018.9.17	治疗成人中至重度斑块状银屑病
	Doravirine/Lamivudine/Tenofovir Disoproxil Fumarate(多拉维林/拉米夫定/富马酸替诺福韦酯)	FDA 商品名为 Delstrigo®	2018.8.30	治疗人类免疫缺陷病毒1型(HIV-1)感染
	Doravirine(多拉维林)	FDA 商品名为 Pifeltro®	2018.8.30	治疗既往未接受抗逆转录病毒药物治疗的成年患者的 HIV-1 感染
罗氏	丹诺瑞韦钠	中国药品监督管理局 商品名为戈诺卫®	2018.6.8	是 HCV NS3/4A 蛋白酶抑制剂,获批与聚乙二醇干扰素和利巴韦林联用,治疗丙肝

续表

	药物名称	批准机构与商品名	上市时间	功能
诺华	Encorafenib(康奈替尼)	FDA EMA 商品名为 Braftovi®	2018.6.27 2018.9.20	治疗 BRAF V600E 或 BRAF V600K 突变的不可切除或转移性黑色素瘤
	Erenumab-aooe [厄瑞努单抗,最初由安进(Amgen)研发,之后诺华(Novartis)获得了该药物在美国、加拿大和日本以外地区的研发和商业化授权]	FDA EMA 商品名为 Aimovig®	2018.5.17 2018.7.26	预防和治疗成人偏头痛
	Binimetinib (比美替尼/贝美替尼)	FDA EMA 商品名为 Mektovi®	2018.6.27 2018.9.20	治疗结肠直肠癌、输卵管癌、卵巢癌和腹膜癌处在临床三期
辉瑞	Moxidectin(莫西菌素)	FDA 商品名为 Moxidectin®	2018.6.13	治疗年龄在 12 岁及以上患者的河盲症(盘尾丝虫病)
	Tegoprazan(特戈拉赞)	MFDS	2018.7.5	抑制胃酸分泌,用于治疗糜烂性食管炎、胃食管反流疾病
	Dacomitinib(达可替尼)	FDA 商品名为 Vizimpro®(多泽润)	2018.9.27	治疗携带 EGFR 基因外显子 19 缺失或外显子 21 L858R 置换突变的转移性非小细胞肺癌(NSCLC)患者
	Lorlatinib(劳拉替尼,辉瑞研发的小分子抗癌药)	PMDA FDA 商品名为 Lorbrena®	2018.9.21 2018.11.2	治疗 ALK 融合基因阳性无法切除的复发性非小细胞肺癌
	Talazoparib tosylate(他拉唑帕尼甲苯磺酸盐)	FDA 商品名为 Talzenna®	2018.10.16	治疗 BRCA 突变/HER-2 阴性转移性乳腺癌。
	Fremanezumab(瑞玛奈珠单抗)	FDA 商品名为 Ajovy®	2018.9.14	治疗成人偏头痛
	Glasdegib(格拉斯吉布片)	FDA 商品名为 Daurismo®	2018.11.21	用于新诊断(无论新发或继发)的、不适合接受标准化疗的急性髓系白血病成人患者
	Trazimera®(曲妥珠单抗的生物类似物)	EMA	2018.7.26	治疗 HER2 表达的乳腺癌、转移性胃癌或食管胃交界腺癌

注:FDA 指美国食品药品管理局,EMA 指欧洲药物管理局,PMDA 指日本医药生产与管理局,MFDS 指韩国食品药品管理局。

资料来源:根据全球 TOP10 药企 2018 年上市新药资料整理。

中国医药产业集中度低,研发投入少,无法支持大规模的医药研发创新。截至2018年底,我国7 581家(其中亏损企业1 095家,占全部药企总量的14.4%,亏损总额为147.8亿元)规模以上医药企业的主营业务收入为2.4万亿元,实现利润总额为3 094.2亿元,同比分别增长12.6%和9.5%。全球前百强药企的集中度均超过80%,而2017年我国医药百强企业的集中度仅为47.8%。美国三大医药商业公司占有超过90%的市场份额,而我国国药、华润和上药集团仅占30%～40%的市场份额。美国辉瑞2018年的销售收入为536.47亿美元,而我国最大的制药企业扬子江药业的销售收入仅为100亿美元。美国和印度医药产业前8家龙头药企占整个医药产业的份额超过50%,而2018年我国前8家龙头药企占据的医药产业份额仅为18.82%。

从研发资金方面看,巨型药企的巨大投资能力是医药研发创新的前提。2018年辉瑞的研发投入为79.62亿美元,罗氏的研发投入超过98亿美元,诺华、强生的研发投入也在80亿美元左右,而我国医药器械、生物制品、化学制剂、化学原料药、医疗服务、中药、医药商业等各子行业的研发投入分别仅为38.58亿元、27.5亿元、64.93亿元、30.08亿元、7.65亿元、41.35亿元、14.4亿元,合计224.49亿元,仅为瑞士罗氏研发费用的28%、美国强生研发费用的29.8%、美国辉瑞研发费用的40.28%[①]。2019年世界制药50强的销售额和研发投入分别为6 807.15亿美元和1 265.24亿美元,其中美国有17家,占34%,其销售额和研发投入分别为3 090.34亿美元和606.42亿美元,分别占总量的45.40%和47.93%,而我国仅有2家,其销售收入和研发费用分别为57.12亿美元和6.73亿美元,分别占总量的0.84%和0.53%(见表3—4)。由此可见,由于行业集中度低,巨型企业少,我国医药产业的研发投入严重不足,无法有效支持新药研发。

表3—4　　　　　　　　2019年全球制药企业50强　　　　　　　单位:亿美元

	国家/地区	公司	销售额	研发投入		国家/地区	公司	销售额	研发投入
1	美国	辉瑞(Pfizer)	453.02	79.62	26	日本	第一三共(Daiichi Sankyo)	70.33	18.88
2	瑞士	罗氏(Roche)	445.52	98.03	27	德国	默克集团(Merck KGaA)	70.01	19.28
3	瑞士	诺华(Novartis)	434.81	81.54	28	日本	大冢(Otsuka Holdings)	57.26	18.63

---

① 肖蕴轩. "4+7"带量采购成效显著,倒逼药企改革[EB/OL].(2019-04-02). https://www.qianzhan.com/analyst/detail/220/190401-c080bdfb.html.

续表

	国家/地区	公司	销售额	研发投入		国家/地区	公司	销售额	研发投入
4	美国	强生(Johnson & Johnson)	388.15	84.46	29	比利时	优时比(UCB)	51.38	13.71
5	美国	默克(Merck & Co.)	373.53	79.08	30	法国	施维雅(LES LABORATOIRES SERVIER)	51.03	—
6	法国	赛诺菲(Sanofi)	351.21	62.27	31	加拿大	博士康(Bausch Health Companies)	46.31	4.13
7	美国	艾伯维(AbbVie)	320.67	50.93	32	日本	卫材药业(Eisai)	45.31	13.09
8	英国	葛兰素史克(GlaxoSmithKline)	306.45	49.87	33	美国	雅培(Abbott Laboratories)	44.22	1.84
9	美国	安进(Amgen)	225.33	36.57	34	德国	费森尤斯(Fresenius)	43.28	6.31
10	美国	吉利德科学(Gilead Science)	216.77	38.97	35	印度	太阳制药(Sun Pharma Industries)	42.22	3.21
11	美国	百时美施贵宝(Bristol-Myers Squibb)	215.81	51.31	36	西班牙	盖立复(Grifols)	41.54	2.84
12	英国	阿斯利康(AstraZeneca)	206.71	52.66	37	美国	亚力兄制药(Alexion Pharmaceuticals)	41.30	7.04
13	美国	礼来(Eli Lilly)	195.80	49.93	38	美国	再生元(Regeneron)	41.06	21.86
14	德国	拜耳(Bayer)	182.21	34.17	39	日本	中外制药(Chugai Pharmaceutical,被罗氏控股)	36.49	8.55
15	丹麦	诺和诺德(Novo Nordisk)	177.26	23.47	40	日本	大日本住友制药(Sumitomo Dainippon Pharma)	35.43	7.74
16	日本	武田(Takeda)	174.27	30.12	41	意大利	美纳里尼(Menarini)	33.13	—
17	美国	新基(Celgene)	152.38	40.84	42	中国香港	中国生物制药(Sino Biopharmaceutical)	31.42	3.39
18	爱尔兰	夏尔(Shire,2019年初被武田收购)	149.93	16.08	43	美国	福泰制药(Vertex Pharmaceuticals)	30.38	12.92
19	德国	勃林格殷格翰(Boehringer-Ingelheim)	148.34	32.06	44	爱尔兰	远藤国际(Endo International)	29.47	1.41
20	美国	艾尔建(Allergan)	147.00	15.75	45	日本	田边三菱制药(Mitsubishi Tanabe Pharma)	29.13	7.55
21	以色列	梯瓦(Teva Pharmaceutical Industries)	131.22	12.13	46	法国	益普生(Ipsen)	26.28	3.57
22	美国	迈兰(Mylan)	111.44	5.86	47	中国	江苏恒瑞医药(Jiangsu Hengrui Medicine)	25.70	3.34
23	日本	安斯泰来(Astellas Pharma)	110.36	19.09	48	爱尔兰	马林克罗(Mallinckrodt)	25.43	3.61
24	美国	百健(Biogen)	108.87	25.87	49	德国	史达德(STADA Arzneimittel)	24.67	0.85
25	澳大利亚	CSL	82.70	7.24	50	美国	辉凌医药(Ferring Pharmaceuticals)	24.61	3.57

资料来源：Michael Christel. Pharm exec's top 50 companies 2019[EB/OL](2019-07-01). https://www.pharmexec.com/view/pharm-execs-top-50-companies-2019.

3.1.4 创新动力不足

医药创新动力来自原研新药的高利润驱动，来自巨型公司支持下的强大研发投入的驱动。而中国目前在这几方面都存在问题,以致无法对医药创新形成推动力。

首先,我国的新药定价过低,难以形成对新药研发的强烈刺激。

对于医药产业发达的国家而言,创新药是医药企业的利润源泉。如美国专利药的销售量仅占医药产业总销售量的10%,销售额却占到总量的77%;日本专利药的销售量占医药产业总销售量的18%,销售额却占到总量的56%;中国专利药的销售量仅占医药产业总销售量的9%,销售额仅占总量的14%(见表3—5)。中国的新药定价过低,打击了企业研发新药的积极性。

表3—5　　　　　　　　部分国家和地区专利药销售量和销售额

年份	国家/地区	专利药销量	专利药销售额
2017	美国	10%	77%
2015	日本	18%	56%
2015	中国	9%	14%

资料来源:根据公开资料整理。

其次,我国医药企业的研发投入过低,无法完成高风险的新药研发。

医药创新的动力首先来自基本要素的支持,即持续、足量的研发投入。足量的研发投入是引进、留住高级医药创新人才的基础,也是购置研发设施和原材料的基础。而要组织和支持新药研发创新,仅有研发资金及人才与设施是不够的,因为新药研制的周期超长,一个新药研发可能需要数十年的持续工作和多方面的团队支撑。因此,新药创新需要长寿型企业或机构等载体的持续组织和支持。一般而言,增长型巨型医药企业具有复杂的网络联系,能够承受猛烈的冲击,是新药研发的坚实依靠。不断增加的足量研发投资和增长型巨型公司的发展,是医药产业研发创新的基础和动力源泉。

长期以来,中国医药产业主要强调营销和制造,形成的产业链表现为生产平缓且宽大,营销端相对较强而研发端相对较弱,整个产业主要依靠普药的高价和强力的市场营销获得利润。这种发展模式与西方发达国家医药产业研发与销售并举的"V"型发展模式有着明显的不同(见图3—1),无法刺激高风险的新药研发。如2017年美国PhRMA成员公司的研发总投资为713.99亿美元,再加上政府接近 300 亿美元的投资,总投入超过 1 000 亿美元,而中国所有医药企业的研发投入加在一起仅为 533 亿元人民币;2018 年恒瑞、中国生物的研发投入分别为 3.34 亿美元和 3.39 亿美元,而辉瑞、罗氏、诺华、强生等国际知名药企的研发投入都在 80 亿美元以上。

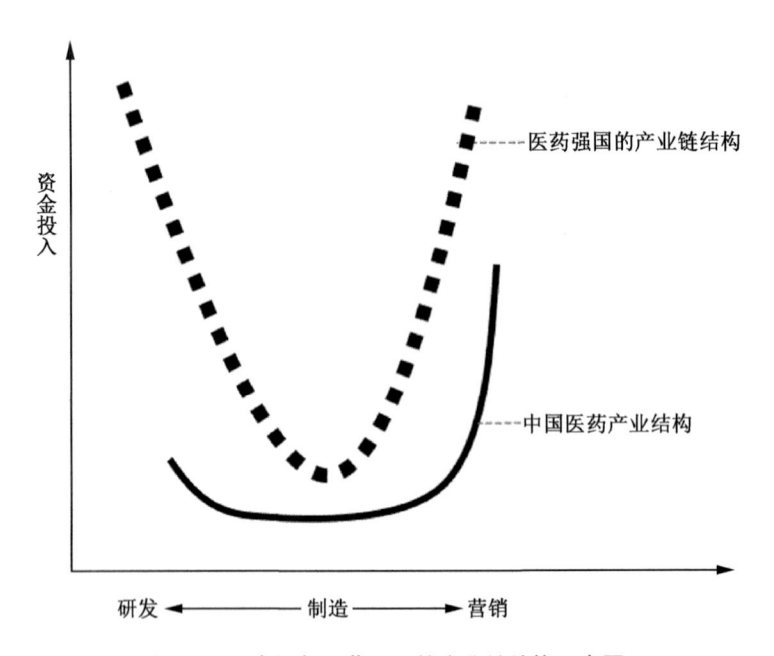

图 3—1　中国与医药强国的产业链结构示意图

最后,我国医药研发人才和科技基础设施不足,无法满足新药研发的需要。

从人才、科技基础设施等方面看,中国国际一流的药学研究机构、高校和研究型医院不多,而较少的研发投资又使企业无法通过市场激励对国际一流人才形成强烈的吸聚能力。这严重限制了高水平专业人才密集型新药研发活动,自然也难以研制出大量的新药产品,以致我国医药产业难以形成强烈的新药研发动力。

从 2018 年全球在研药物数量来看,美国在研新药占全球在研新药的比重为 48.7%,而中国的这一比重仅为 4.1%[①]。从抗肿瘤研究来看,2014—2019 年美国肿瘤临床研究已有 34 647 个,而我国仅有 5 693 个,美国 FDA 批准的肿瘤新药有

---

① 王润梦. 对比美国,我国的医疗水平和医药企业竞争力如何? [EB/OL](2019－04－29). https://www.iyiou.com/p/98885.html.

17个,而我国 NMPA 批准的肿瘤新药只有 5 个[①]。2018 年我国医药工业总产值达到 2.8 万亿元,但创新药的比重很低,尤其缺少 First-in-Class 新药。2018 年中国药监局(NMPA)共批准了 48 个上市新药,其中仅有 10 个是本国新药,其余均来自进口。

3.1.5　激励机制和研发创新制度环境亟待优化

医药创新需要资本、人才、硬件、数据、软件(基础理论)、网络及将这些要素有效组织、连接起来的研究创新生态系统。

资本是指新药研发所需要的长期、巨量的资金,这是新药研发必须具备的基本要素。硬件是指新药研发需要的科技基础设施,如国家重点实验室等研究机构,高级别、功能强大的实验仪器设备,大的科技基础设施和平台等。软件是指新药研究必须具备的基础理论和学科支持,如药物动力学、毒理学、生物学等学科的基础与前沿支撑。数据是指新药研究必需的各类背景数据库、对比数据库和实验数据,它是识别研究阶段、研究价值和进一步决策的依据。人才是指医药领域研发和管理方面的领军人物,它是最具有能动性的要素,只要拥有、留住人才,且激发出尖端人才的积极性,就会进一步产生对资本和人才的吸引和集聚力,产生对医药研究硬件设施的建设需求、对基础理论研究的需求以及对数据资源的需求,从而形成自我发展并不断壮大的生态系统;反之,就无法形成培养人才、留住人才、吸引人才的机制,资本也难以集聚,硬件、软件、数据等也会因缺乏需求而无法完善和更新,进而无法形成自我发展的生态,难以成功进行新药研制。因此,为人才构建良好的研发环境和对其创新产生激励,是构建研究创新生态系统的核心所在。

企业网络是以相关企业为点,以这些企业间的相互关系为线所构成的组织。企业网络在产业发展过程中有着十分重要的作用。企业网络的形成与发展需要核心企业和研发机构的操作和支持。这种支持和操作机制主要表现在两个方面:

首先,网络连接着各种研发资源,可将不同领域和地区的研发资源柔性化和流动化。如果企业及研发机构对动用资源产生较高的效率和较强的增值,就会进

---

① 李进. 我们要死多少人才能出一个有效的抗癌药?[EB/OL](2019-09-21). http://www.39world.com/medicalbooks/zlxm/77561.html.

一步对资源形成巨大的吸引力,产生不断加强的集聚效应,表现为依靠网络集聚起来的资源、创新能力、技术能力和产出增值能力形成的显著的"集聚势能"。

其次,这种"集聚势能"又可以通过网络扩散到缺乏技术和创新能力、相关资源、市场等的外围网络地区,形成依靠先进技术支持的产业化和创新分工,再次形成产出和增值,进而形成良好的"扩散效应"(见图3—2)。如此一来,借助于这一连接下所形成的集聚—扩散效应,企业网络就形成了广泛的资源动用和资源优化配置能力,可以将不同的优势资源投入企业和研发机构的研发创新活动中,降低研发成本,补充核心企业和研发机构的资源缺失,提高研发创新效率。根据欧盟创新指数的分析框架,新药研发和相关知识的创造需要人力资源组织资源和知识资源,需要良好的自然科学基础设施和文化的支持,需要研发投资和企业行动,特别需要富有弹性和柔性的产业合作网络与国际合作网络的支持。

目前,中国在研发创新领域所需要的资本、人才、硬件、软件、网络等要素方面还处于弱势地位,建构一个完备的生态激励机制和研究创新制度环境还任重而道远。它不仅需要企业的努力,更需要政府政策与制度方面的支持,尤为关键的是人才激励机制和制度环境的构建。

3.1.6　人口老龄化对医药供给提出了急迫需求

当今社会,随着社会经济的不断发展,医疗水平不断提高,人的预期寿命不断延长,人口老龄化现象日益突出,这对医药供给构成了极大的挑战。

有研究表明,人们随着年龄的增长,用于医疗费用的支出就增加。就美国每年不同年龄段人口的人均医疗费用支出来看,0～18岁年龄组的人均年医疗费用支出仅为平均水平的46.96%,19～44岁年龄组的人均年医疗费用支出为平均水平的58.94%,而45～64岁年龄组、65～84岁年龄组和85岁以上年龄组每年的人均医疗费用支出则分别是平均水平的1.26倍、2.23倍和4.28倍(见表3—6)。

表3—6　　　　　　美国不同年龄组人均年医疗费用支出　　　　　单位:美元,%

年龄组	人均年医疗费用支出	不同年龄组与全部人口人均年医疗费用支出比
0～18岁	3 552	46.96
19～44岁	4 458	58.94

续表

年龄组	人均年医疗费用支出	不同年龄组与全部人口人均年医疗费用支出比
45～64 岁	9 513	125.77
65～84 岁	16 872	223.06
85 岁以上	32 411	428.49
全部年龄人口	7 564	100.00

资料来源：https://www.justfacts.com/index.asp.

中国现有人口为 14 亿人。根据联合国的预测，到 2055 年中国人口总量在 12.94 亿至 15.1 亿之间。届时中国 65 岁以上的老龄人口的绝对数量将从 2020 年的 1.73 亿人增加到 3.11 亿至 3.79 亿人，占总人口的比例将从 2020 年的 12% 上升到 25.1%，85 岁以上老龄人口的绝对数量将从 2020 年的 0.1 亿人增加到 0.37 亿至 0.45 亿人，占总人口的比例将从 2020 年的 0.26% 上升到 3%（见表 3—7、表 3—8、表 3—9 和表 3—10）。随着超过 65 岁人口的增加，人们的医疗支出会大幅度增加，对药品的数量、质量和新药的需求也将大幅度增长，为我国医药产业的研发创新提供了巨大的机遇。

表 3—7　2020—2100 年综合方案中国 60 岁以上人口数量及占比预测

年份	绝对人口（亿人） 高	中	低	比例（%） 60 岁以上	65 岁以上	70 岁以上	75 岁以上	80 岁以上	85 岁以上	90 岁以上
2020	14.39	14.39	14.39	17.4	12.0	6.8	3.7	1.8	0.7	0.2
2025	14.69	14.58	14.47	20.4	13.9	9.0	4.5	2.1	0.9	0.3
2030	14.92	14.64	14.37	24.4	16.4	10.4	6.1	2.6	1.0	0.3
2035	15.09	14.61	14.13	27.5	19.8	12.3	7.0	3.6	1.3	0.4
2040	15.16	14.49	13.82	28.4	22.2	14.9	8.4	4.1	1.8	0.5
2045	15.17	14.29	13.42	29.2	22.6	16.7	10.2	4.9	2.0	0.7
2050	15.15	14.02	12.94	31.7	23.0	16.7	11.3	6.1	2.4	0.7
2055	15.10	13.70	12.37	32.0	25.1	16.7	11.0	6.7	3.0	0.9
2060	15.06	13.33	11.75	31.4	25.1	18.5	10.9	6.3	3.2	1.1
2065	15.03	12.95	11.11	30.7	24.5	18.4	12.4	6.2	2.9	1.2
2070	15.03	12.58	10.46	30.2	23.6	17.7	12.2	7.3	2.9	1.1

续表

年份	绝对人口（亿人）			比例（%）						
	高	中	低	60岁以上	65岁以上	70岁以上	75岁以上	80岁以上	85岁以上	90岁以上
2075	15.06	12.22	9.82	30.2	23.2	16.9	11.5	7.0	3.6	1.1
2080	15.12	11.86	9.18	30.3	23.3	16.5	10.8	6.4	3.3	1.3
2085	15.22	11.52	8.56	30.1	23.5	16.7	10.6	6.0	3.0	1.2
2090	15.38	11.20	7.96	29.8	23.4	17.0	10.9	6.0	2.8	1.1
2095	15.59	10.92	7.39	29.4	23.0	16.9	11.2	6.3	2.8	1.0
2100	15.83	10.65	6.84	29.2	22.7	16.6	11.1	6.4	3.0	1.0

资料来源：https://population.un.org/ProfilesOfAgeing2019/index.html.

表 3—8　　　　　2020—2100 年高方案中国 60 岁以上人口预测

年份	绝对人口（亿人）			绝对人口（亿人）						
	高	中	低	60岁以上	65岁以上	70岁以上	75岁以上	80岁以上	85岁以上	90岁以上
2020	14.39	14.39	14.39	2.50	1.73	0.98	0.53	0.26	0.10	0.03
2025	14.69	14.58	14.47	3.00	2.04	1.32	0.66	0.31	0.13	0.04
2030	14.92	14.64	14.37	3.64	2.45	1.55	0.91	0.39	0.15	0.04
2035	15.09	14.61	14.13	4.15	2.99	1.86	1.06	0.54	0.20	0.06
2040	15.16	14.49	13.82	4.31	3.37	2.26	1.27	0.62	0.27	0.08
2045	15.17	14.29	13.42	4.43	3.43	2.53	1.55	0.74	0.30	0.11
2050	15.15	14.02	12.94	4.80	3.48	2.53	1.71	0.92	0.36	0.11
2055	15.10	13.70	12.37	4.83	3.79	2.52	1.66	1.01	0.45	0.14
2060	15.06	13.33	11.75	4.73	3.78	2.79	1.64	0.95	0.48	0.17
2065	15.03	12.95	11.11	4.61	3.68	2.77	1.86	0.93	0.44	0.18
2070	15.03	12.58	10.46	4.54	3.55	2.66	1.83	1.10	0.44	0.17
2075	15.06	12.22	9.82	4.55	3.49	2.54	1.73	1.05	0.54	0.17
2080	15.12	11.86	9.18	4.58	3.52	2.49	1.63	0.97	0.50	0.20
2085	15.22	11.52	8.56	4.58	3.58	2.54	1.61	0.91	0.46	0.18
2090	15.38	11.20	7.96	4.58	3.60	2.61	1.68	0.92	0.43	0.17
2095	15.59	10.92	7.39	4.58	3.59	2.63	1.75	0.98	0.44	0.16
2100	15.83	10.65	6.84	4.62	3.59	2.63	1.76	1.01	0.47	0.16

资料来源：UN. Total population(both sexes combined) by region, subregion and country, annually for 1950—2100. http://esa.un.org/excel-data.

表 3—9　　　　　　2020—2100 年中方案中国 60 岁以上人口预测

年份	绝对人口(亿人) 高	中	低	绝对人口(亿人) 60岁以上	65岁以上	70岁以上	75岁以上	80岁以上	85岁以上	90岁以上
2020	14.39	14.39	14.39	2.50	1.73	0.98	0.53	0.26	0.10	0.03
2025	14.69	14.58	14.47	2.97	2.03	1.31	0.66	0.31	0.13	0.04
2030	14.92	14.64	14.37	3.57	2.40	1.52	0.89	0.38	0.15	0.04
2035	15.09	14.61	14.13	4.02	2.89	1.80	1.02	0.53	0.19	0.06
2040	15.16	14.49	13.82	4.12	3.22	2.16	1.22	0.59	0.26	0.07
2045	15.17	14.29	13.42	4.17	3.23	2.39	1.46	0.70	0.29	0.10
2050	15.15	14.02	12.94	4.45	3.23	2.34	1.58	0.86	0.34	0.10
2055	15.10	13.70	12.37	4.38	3.44	2.29	1.51	0.92	0.41	0.12
2060	15.06	13.33	11.75	4.19	3.35	2.47	1.45	0.84	0.43	0.15
2065	15.03	12.95	11.11	3.98	3.17	2.38	1.61	0.80	0.38	0.16
2070	15.03	12.58	10.46	3.80	2.97	2.23	1.53	0.92	0.36	0.14
2075	15.06	12.22	9.82	3.69	2.83	2.06	1.40	0.86	0.44	0.13
2080	15.12	11.86	9.18	3.59	2.76	1.96	1.28	0.76	0.39	0.15
2085	15.22	11.52	8.56	3.47	2.71	1.92	1.22	0.69	0.35	0.14
2090	15.38	11.20	7.96	3.34	2.62	1.90	1.22	0.67	0.31	0.12
2095	15.59	10.92	7.39	3.21	2.51	1.85	1.22	0.69	0.31	0.11
2100	15.83	10.65	6.84	3.11	2.42	1.77	1.18	0.68	0.32	0.11

资料来源：UN. Total population(both sexes combined)by region, subregion and country, annually for 1950—2100. http://esa.un.org/excel-data.

表 3—10　　　　　　2020—2100 年低方案中国 60 岁以上人口预测

年份	绝对人口(亿人) 高	中	低	绝对人口(亿人) 60岁以上	65岁以上	70岁以上	75岁以上	80岁以上	85岁以上	90岁以上
2020	14.39	14.39	14.39	2.50	1.73	0.98	0.53	0.26	0.10	0.03
2025	14.69	14.58	14.47	2.95	2.01	1.30	0.65	0.30	0.13	0.04
2030	14.92	14.64	14.37	3.51	2.36	1.49	0.88	0.37	0.14	0.04
2035	15.09	14.61	14.13	3.89	2.80	1.74	0.99	0.51	0.18	0.06
2040	15.16	14.49	13.82	3.92	3.07	2.06	1.16	0.57	0.25	0.07
2045	15.17	14.29	13.42	3.92	3.03	2.24	1.37	0.66	0.27	0.09

续表

年份	绝对人口(亿人)			绝对人口(亿人)						
	高	中	低	60岁以上	65岁以上	70岁以上	75岁以上	80岁以上	85岁以上	90岁以上
2050	15.15	14.02	12.94	4.10	2.98	2.16	1.46	0.79	0.31	0.09
2055	15.10	13.70	12.37	3.96	3.11	2.07	1.36	0.83	0.37	0.11
2060	15.06	13.33	11.75	3.69	2.95	2.17	1.28	0.74	0.38	0.13
2065	15.03	12.95	11.11	3.41	2.72	2.04	1.38	0.69	0.32	0.13
2070	15.03	12.58	10.46	3.16	2.47	1.85	1.28	0.76	0.30	0.12
2075	15.06	12.22	9.82	2.96	2.28	1.66	1.13	0.69	0.35	0.11
2080	15.12	11.86	9.18	2.78	2.14	1.51	0.99	0.59	0.30	0.12
2085	15.22	11.52	8.56	2.58	2.01	1.43	0.91	0.51	0.26	0.10
2090	15.38	11.20	7.96	2.37	1.86	1.35	0.87	0.48	0.22	0.09
2095	15.59	10.92	7.39	2.17	1.70	1.25	0.83	0.47	0.21	0.07
2100	15.83	10.65	6.84	2.00	1.55	1.14	0.76	0.44	0.21	0.07

资料来源：UN. Total population (both sexes combined) by region, subregion and country, annually for 1950—2100. http://esa.un.org/excel-data.

3.1.7 医药产业国际竞争力较弱

我国的医药研发创新较弱，原研药较少，许多新药主要依靠进口，出口药品主要是原料药，国际竞争力较弱。如表3—11所示，2014—2017年我国的医药产业进出口总额一直处于巨额逆差状态，而且这种逆差还在不断扩大。国际竞争力较弱，许多跨国公司不愿将全球研发创新同步覆盖中国、不愿将主要的研发创新布局在中国的重要原因，也是长期以来我国无法与跨国公司平等合作、进而促进研发创新能力快速成长的重要原因。

表3—11　　　　　　2014—2017年中国医药产业进出口　　　　　单位：美元

年份	出口	进口	进出口	RCA
2014	6 591 591 943	17 752 094 502	−11 160 502 559	−0.458 5
2015	6 940 730 995	19 226 077 793	−12 285 346 789	−0.469 5
2016	7 011 521 915	20 771 374 390	−13 759 852 475	−0.495 3
2017	7 364 201 099	25 364 914 055	−18 000 712 956	−0.550 0

资料来源：UN Comtrade 数据库。

3.2 推动医药研发创新的政策

3.2.1 国家持续推出改革措施

为了促进医药产业的研发创新,使其真正成为资金、技术和研发密集型行业,21世纪伊始我国就开启了医药研发制度与政策的改革和重构。针对医药研发创新面临的突出问题,我国政府出台了一系列政策和法规。特别是从2015年以来,来自国家药监局、国家卫健委、国家医保局乃至国务院的医药新政不断增多,推动了以促进新药研发为中心的我国医药产业的改革进程(见表3—12)。

表 3—12　　　　　　　　　　2000 年以来我国主要的医药政策

编号	法规	实施日期	出处
1	已上市化学药品注射剂仿制药质量和疗效一致性评价申报资料要求(征求意见稿)	2019-10-15	国家药监局综合司
2	化学药品注射剂仿制药质量和疗效一致性评价技术要求(征求意见稿)	2019-10-15	国家药监局综合司
3	关于进一步做好短缺药品保供稳价工作的意见	2019-09-25	国办发〔2019〕47号
4	关于印发健康中国行动——癌症防治实施方案(2019—2022年)的通知	2019-09-20	国卫疾控发〔2019〕57号
5	健康中国行动——癌症防治实施方案(2019—2022年)	2019-09-20	国卫疾控发〔2019〕57号
6	联盟地区药品集中采购文件25个品种扩面到全国	2019-09-01	联合采购办公室
7	中华人民共和国药品管理法	2019-12-01	中华人民共和国主席令第31号
8	关于实施健康中国行动的意见	2019-07-15	国发〔2019〕13号
9	2019年国家医保药品目录调整工作方案	2019-04-19	国家医保局
10	关于国家组织药品集中采购和使用试点医保配套措施的意见	2019-03-05	国家医疗保障局
11	国家组织药品集中采购和使用试点方案	2019-01-01	国办发〔2019〕2号
12	关于做好辅助用药临床应用管理有关工作的通知	2018-12-13	国卫办医涵〔2018〕1112号

续表

编号	法规	实施日期	出处
13	关于调整药物临床试验审评审批的公告	2018-11-05	国家药监局药品审批中心
14	国家基本药物目录(2018版)	2018-10-25	国卫药证发〔2018〕31号
15	将17种药品纳入国家基本医疗保险、工伤保险和生育保险药品目录乙类范围的通知	2018-10-10	医保发〔2018〕17号
16	关于完善国家基本药物制度的意见	2018-09-19	国办发〔2018〕88号
17	深化医药卫生体制改革2018年下半年重点工作任务的通知	2018-08-28	国办发〔2018〕83号
18	关于改革完善仿制药共赢保障及使用政策的意见	2018-04-03	国办发〔2018〕20号
19	药品经营许可办法(2017年修正)	2017-11-17	国家食品药品监督管理总局令第37号
20	关于深化审评审批制度改革 鼓励药品医疗器械创新的意见	2017-10-08	中共中央办公厅国务院办公厅
21	关于仿制药质量和疗效一致性评价工作有关事项的通知	2017-08-25	国家食品药品监督管理总局公告2017年第100号
22	关于推进药品上市许可持有人制度试点工作有关事项的通知	2017-08-15	食药监药化管〔2017〕68号
23	关于调整药物临床试验审评审批程序的公告(2018年第50号)	2018-01-27	国家药品监督管理局
24	接受药品境外临床试验数据的技术指导原则	2018-07-10	国家药品监督管理局
25	关于深化审评审批制度改革 鼓励药品医疗器械创新的意见	2017-10-09	中共中央办公厅、国务院办公厅
26	《中华人民共和国药品管理法》修正案(征求意见稿)	2017-10-23	国家食品药品监督管理局
27	关于公开征求建立完善基本医疗保险、工伤保险和生育保险药品目录动态调整机制有关意见建议的通知	2017-04-18	人力资源社会保障部
28	关于发布仿制药质量和疗效一致性评价品种分类指导意见的通知	2017-03-28	国家食品药品监督管理总局2017年第49号
29	关于进一步改革完善药品生产流通使用政策的若干意见	2017-02-09	国办发〔2017〕13号
30	关于在公立医疗机构药品采购中推行"两票制"的实施意见(试行)的通知	2016-12-26	国医改办发〔2016〕4号

续表

编号	法规	实施日期	出处
31	"健康中国 2030"规划纲要	2016－10－25	中共中央、国务院
32	药品经营质量管理规范(2016 年修订)	2016－07－13	国家食品药品监督管理总局令第 28 号
33	关于推进药品价格改革意见的通知	2016－06－01	发改价格〔2015〕904 号
34	关于印发药品上市许可持有人制度的试点方案的通知	2016－05－26	国办发〔2016〕41 号
35	关于发布化学药品注册分类改革工作方案的通知	2016－03－04	2016 第 51 号
36	中华人民共和国药品管理法实施条例(2016 年修订)	2016－02－06	国务院令第 666 号
37	关于开展仿制药质量和疗效一致性评价的意见	2016－02－06	国办发〔2016〕8 号
38	中华人民共和国药典(2015 年版)	2015－12－01	国家卫生与计划生育委员会 2015 年第 67 号公告
39	关于授权国务院在部分地方开展药品上市许可持有人制度试点和有关问题的决定	2015－11－04	全国人民代表大会
40	关于改革药品医疗器械审评审批制度的意见	2015－08－09	国发〔2015〕44 号
41	关于征求加快解决药品注册申请积压问题的若干政策意见的公告	2015－07－31	国家食品药品监督管理总局公告 2015 年第 140 号
42	中华人民共和国药品管理法(2015 年修订)	2015－04－24	第十二届全国人民代表大会常务委员会第十四次会议
43	国家基本药物目录(2012 年版)	2013－03－01	卫生部令第 93 号
44	药品经营质量管理规范(2010 年修订)	2011－03－01	国家卫生与计划生育委员会令第 79 号
45	进一步规范医疗机构药品集中采购工作的意见	2009－01－17	卫规财发〔2009〕7 号
46	药品注册管理办法	2007－10－01	国家食品药品监督管理总局令第 28 号
47	药品召回管理办法	2007－12－01	国家食品药品监督管理总局令第 29 号
48	药品经营许可证管理办法	2004－04－01	国家食品药品监督管理总局令第 6 号

续表

编号	法规	实施日期	出处
49	处方药与非处方药分类管理办法(试行)	2000—01—01	国家食品药品监督管理总局令第10号

资料来源:根据公开资料整理。

3.2.2 促进医药产业研发创新政策的类别分析

从功能类别来看,我国颁布的一系列医药产业改革政策可分为如下几类:激励研发者的政策,集聚医药研发创新要素的政策,构建医药产业集群生态的政策,调整消费空间、支持新药消费的政策,全面规范药品的研发—生产—营销—消费的政策,支持医药研发创新的科技基础设施投资政策,规范药物营销和流通、降低药价、减少过度医疗政策(见表3—13)。

表3—13　　　　　支持医药创新的政策及功能类型

政策的类别	功能类型
MAH、知识产权、默许制	激励研发者
园区建设、生物基地、税费优惠	地方生态集群,构造医药研发生态环境
引进资本、平台及孵化器建设,引进医药研发团队,吸聚跨国企业研发中心、国内核心企业研发中心、专项资金支持	集聚研发要素
基药目录及调整、辅药目录及调整、带量采购、鼓励仿制药发展	调整消费空间,支持新药消费
GMP、ICH、一致性评价	管理创新,改良创新
两票制、77家要求财务稽查	加强营销管理,促进资金高效利用
药品管理法	全面规范药品的研发、生产、营销和消费
战略性新兴产业、规划	中长期战略管理和结构管理
支持医药大学、研究型医院、大医药研发机器设备发展	科技基础设施建设,完善基础研发和临床试验
医院改革、医保制度、医疗保险	规范药物营销和流通,让患者消费得起,减少过度医疗

这些政策推出后收到了显著的成效。药品带量采购、一致性评价及医保目录谈判、医保目录调整、基药目录调整和辅药目录调整等政策不仅促进了药品质量

的提高,也从总体上促进了医药产业的研发创新。这不仅使医药企业加大了新药研发力度,进而带动了海外并购的增加、引进人才的增加(深圳医药人才的积聚即是典型的案例)和海外研发布局的加强,也使其盈利大幅度增加。

3.3 医药新政对医药研发创新的激励效应

如前所述,医药新政对医药产业创新产生了明显的促进作用。在此列举几项重要的医药新政,以进一步分析其对医药产业研发创新的激励效应。

3.3.1 带量采购

带量采购政策源自 2018 年 11 月 14 日通过的《国家组织药品集中采购试点方案》。该方案明确提出,由国家组织,通过平台操作,坚持以量换价原则,对药品实施联盟采购。同年 11 月 5 日,国家开始在 11 个城市(北京、天津、上海、重庆和沈阳、大连、厦门、广州、深圳、成都、西安,简称"4+7 城市")进行带量采购试点,采购药品范围按照已通过国家药品监督管理局仿制药质量和疗效一致性评价目录和《国家食品药品监督管理总局关于发布化学药品注册分类改革工作方案的公告》(2016 年第 51 号)中的化学药品新注册分类批准的仿制药品目录,经联采办会议通过并咨询专家统一确定(不包括中草药、中成药、生物制剂等)。2019 年 9 月国家在对"4+7"带量采购进行扩面的基础上,实行第二次带量采购,试点范围扩展到了 27 个省市区[①]。

带量采购的直接后果是降低了药品的价格。如上海 2018 年 12 月 6 日公布的"4+7"带量采购拟中标结果显示,该次带量采购中仿制药、原研药占比分别为 88% 和 12%,其中药价降幅 50% 以上的有 12 个,降幅 20%~50% 的有 5 个,降幅最大的为正大天晴的恩替卡韦,降幅高达 94.12%,降幅最小的为海南先声药业的蒙脱石散,降幅为 7.19%(见表 3—14);第二轮"4+7"带量采购扩面后采购药品的平均价格比市场平均价格低 52%,比第一轮"4+7"带量采购试点的平均药品价格还低 25% 以上。

---

① 增加山西、内蒙古、辽宁、吉林、黑龙江、江苏、浙江、安徽、江西、山东、河南、湖北、湖南、广东、广西、海南、四川、贵州、云南、西藏、陕西、甘肃、青海、宁夏、新疆(含新疆生产建设兵团)25 个省级行政区,加上已主动跟进"4+7"的福建和河北,合计有 27 个省级行政区域纳入带量采购。

表3—14　　　　　　　　"4+7"带量采购及药价降幅

编号	药品名称	医药企业名称	药价降幅(%)	品规
1	安托伐他汀钙片	北京嘉林药业	83.29	10mg
2	瑞舒伐他汀钙片	浙江京新药业	74.56	10mg
3	盐酸氢氯吡格雷片	深圳信立泰药业	58.21	75mg
4	厄贝沙坦片	浙江华海药业	61.99	75mg
5	苯磺酸氨氯地平片	浙江京新药业	—	5mg
6	恩替卡韦片	正大天晴药业集团	94.12	0.5mg
7	草酸艾斯西肽普普兰片	四川科伦药业	17.58	10mg
8	盐酸帕罗西汀	浙江华海药业	47.65	20mg
9	奥氮平片	江苏豪森药业	27.21	10mg
10	利培酮片	浙江华海药业	53.88	1mg
11	吉非替尼片	阿斯利康制药	76.01	250mg
12	福辛普利钠片	施贵宝制药	68.82	10mg
13	厄贝沙坦氢氯噻嗪片	浙江华海药业	54.36	150mg+12.5mg
14	莱诺普利片	浙江华海药业	80.12	10mg
15	富马酸替诺福韦酯二吡呋酯片	成都贝特药业有限公司	90.91	300mg
16	氯沙坦钾片	浙江华海药业	50.84	50mg
17	马来酸依那普利片	扬子江药业集团江苏制药	12.96	10mg
18	左乙拉西坦片	浙江京新药业	12.12	50mg
19	甲磺酸伊马替尼片	江苏豪森药业	21.12	10mg
20	孟鲁斯特纳片	上海安必生药业	—	—
21	蒙脱石散	海南先声药业	7.19	3mg
22	注射用培美曲塞二钠	四川汇宇制药有限公司	38.31	10mg
23	氟比洛芬酯注射液	北京泰德	44.11	50mg/5ml
24	盐酸右美托嘧啶注射液	扬子江集团有限公司	27.81	0.2mg/2ml

资料来源：肖蕴轩."4+7"带量采购成效显著,倒逼药企改革[EB/OL](2019—04—02).https://www.qianzhan.com/analyst/detail/220/190401-c080bdfb.html.

由此可见，带量采购使大部分仿制药和普药的经营成为微利项目，标志着依靠普药获取高利润的时代已成过去。医药企业要想获取高回报率，必须转向新药、首仿药和难仿药，倒逼医药企业加大研发投资力度。如恒瑞等企业开始放弃一些低价值的仿制药项目，通过加大研发投资，转向高仿药和创新药[①]。

无论是"4+7"带量采购还是近年的带量采购扩面，都表现出对新药的偏爱，释放出对创新药的需求和刺激。而走低的普药和仿制药价格在刺激药企继续降低成本的同时，也为今后国家医保药物目录引进创新药物腾出了支付能力。目前，一大批创新药进入国家医保谈判目录，并将在后续的带量采购中成为重点。如此，新药以较高的价格进入国家医保目录并可能进入带量采购，给了新药研发主体快速收回成本、增加收益的巨大可能性，从而形成了对新药研发的强烈刺激。

3.3.2 辅药目录、医保目录、基药目录调整

中国的医药市场十分广阔。2015—2018年中国医药市场（主要包含医院、零售端和第三终端）呈现年均6.5%的复合增长速度。2018年中国医药市场规模达到1.3万亿元，成为世界第二大医药产品市场国。在此过程中，辅药也获得了巨大的生长空间，2018年中国辅药的市场规模超过500亿元。

辅药即辅助用药，在临床上主要是指能够预防或治疗患者在手术、放射、化学治疗过程中相关毒副作用的药品。目前中国的辅药用量很大，影响了企业对创新药的专注。因此，对不必要的辅药进行减控，不仅可以为创新药走入医保创造空间，也在客观上有利于药企专注创新药研发，激励创新型医药企业的发展和一般医药企业的创新热情。

实际上，自2015年始安徽、云南、河北等地相继出台辅助用药清单，对辅药加以限制。2019年7月，国家卫健委发布第一批《国家重点监控合理用药药品目录（化药及生物制品）》。至此，我国对辅药的管控开始上升到国家层面。该药品目录涉及20个辅助用药种类。这一药品目录颁布的目的就在于减少辅助用药对医保资金的占用，使医保资金形成对高质量的基药尤其是基药中的创新药的支付支

---

① 健康界. 恒瑞医药"断舍离"，齐鲁制药"不放弃"，药企如何布局5年后？[EB/OL](2019-10-23). http://finance.sina.com.cn/stock/relnews/cn/doc-iicezuev4367967.shtml.

持，这不仅惠及百姓，还倒逼医药企业加强研发创新。

除辅药目录外，国家对基药目录和医保目录也在不断做出动态调整，以期将疗效好、患者急需的新药快速调入基药和医保目录，促使更多患者用得起、用得上新药，从而加快扩大新药的消费群，使新药研发和生产者有更大的营利机会，激励他们更加专注于新药的研发创新。

3.3.3 加入ICH

ICH即国际人用药品注册技术协调会，是国际医药产业界公认的国际化组织，其制定的药品研发标准和规制具有权威性，为ICH成员及诸多非ICH成员国家所认可。中国国家药监局于2018年6月加入ICH，成为其成员。

作为ICH成员，中国必须遵守国际药品研发技术标准和指南。因此，中国的制药企业、研发机构乃至药监部门必须将国内医药研发技术和指南与国际接轨。这在给中国医药企业、研发机构和管理部门以巨大压力的同时，也给其带来了很大的益处。中国的国际化医药企业可以方便地按照相同的技术标准向美国、欧盟、日本、澳大利亚等国家和地区的医药监管机构申报，可以大幅度降低研发成本和注册成本。百济神州、恒瑞等研发型药企的许多药品就是在此背景下得到FDA、EMA或日本等的认证。

加入ICH，也有利于跨国企业与中国医药企业的合作。如自2018年7月以来，借助于ICH成员国企业的地位，天士力与日本的EA制药、美国的ARBOR，赛力斯与美国的Caprico，美康生物与美国的Therno Finnigan，康哲药业与瑞士/德国的VAXIMM AG，天境生物与德国的MorphoSys，信达生物、中国生物与美国的INCYTE，贝达药业与荷兰的Merus，康哲药业与英国的Midatech Pharma等建立起密切的合作关系。

3.3.4 仿制药质量和疗效一致性评价

2016年国务院办公厅发布《关于开展仿制药质量和疗效一致性评价的意见》（国办发〔2016〕8号），规定："化学药品新注册分类实施前批准上市的仿制药，凡未按照与原研药品质量和疗效一致原则审批的，均须开展一致性评价。国家基本药物目录（2012年版）中2007年10月1日前批准上市的化学药品仿制药口服固体制剂,应在2018年底前完成一致性评价,其中需开展临床有效性试验和存在特殊情形的品种,应在2021年底前完成一致性评价。化学药品新注册分类实施前批准上市的其他仿制药,自首家品种通过一致性评价后,其他药品生产企业的相同品种原则上应在3年内完成一致性评价。"[1]我国开始在全国范围内对仿制药的疗效进行统一标准的评价。

由于评价机构数量和资金(每个药品的评价需要500万~1000万元)限制,截至2019年10月29日,CDE仅累计接受1 532个受理号。它们来自431家药企,共计323个品种,其中已通过或视同通过仿制药一致性评价的品规392个。在所有通过评价的品规中,通过企业数达到3家及以上的为36个品规,通过企业数为2家的有30个品规,通过企业数为1家的有171个品规,属于289目录的有138个[2]。

对中国医药行业来说,仿制药质量和疗效一致性评价首先是一种管理创新。通过一致性评价管理,可以将中国医药市场上提供的仿制药划分为高仿药、首仿药和难仿药。这些药具有改良性创新的特征,可以进一步促进有条件的药企转向创新药的研发与生产,进而推动医药产业研发创新能力的提高。我国一些医药企业开始基于既往仿制药研发和生产的基础,逐步向以创新药的研发和生产为主导的阶段发展。目前恒瑞医药的销售收入中,新药和仿制药比重为2∶8,表明其新药的研发和生产有了很大的进步,正在向着以原研新药为主导的方向发展。

3.3.5 审批制度改革

在过去很长的一段时间,我国新药审批速度较慢。如美国FDA对一个新药的审批,最快的只要28天,而我国药监局对一个新药的审批大多需要7~8个月的时间,有些新药的审批时间更长,需要几年的时间。这导致我国新药的注册申请大量积压。在2015年9月高峰时我国待审批的新药注册申请近22 000件。

一般而言,大部分国家的专利保护期为20年,药品开发的时间为10~15年。越早获批,药品享受的保护期就会越长。根据美国的实践,仿制药在仅有一家生

---

[1] 国家药品监督管理局.国务院办公厅关于开展仿制药质量和疗效一致性评价的意见(国办发〔2016〕8号)[EB/OL].(2016-03-05). http://www.nmpa.gov.cn/WS04/CL2079/333300.html.
[2] GBI SOURCE 数据库。

产时,它可以占有50%以上的市场,也可以在低于原研药价格一定水平下赚取丰厚的利润;当仿制药企业增加到8～9家时,仿制药的价格基本接近充分竞争,药价大幅度降低,营利空间变得非常狭小。因此,加快审批速度可以加快新药上市速度,对于回笼研发成本意义重大。

有鉴于此,自2015年始,我国对药品审批制度进行了前所未有的改革,出台了一系列政策措施,以期破除这一阻碍制药行业创新的瓶颈。

首先,国家药监局药品审批中心(CDE)陆续推出临床试验项目核查、改审批制为备案制、增加审评人员、强化限时督办、改进质量控制等举措,快速清理药品注册积压,取得了显著成效,基本解决了药品注册申请积压问题。CDE发布的《2017年度药品审批报告》显示,我国既往积压的药品待批注册申请降至4 000件,各类注册申请基本实现按法定时限审批。

其次,CDE对新药进行了重新定义,并针对其中的治疗恶性肿瘤、罕见病、儿童药品、艾滋病等重大疾病、临床急需用药等新药开启快速审批通道,加快该类新药评审[1],取得了明显的效果。截至2017年底,药审中心共将25批423件注册申请纳入优先审批程序,其中具有明显临床价值的新药占比最大,共191件,占总量的45%。在此背景下,自主研发的创新药重组埃博拉病毒疫苗、阿舒瑞韦软胶囊、甲磺酸奥希替尼片等110种新药得以快速批准上市。

目前,中国在对重大疾病具有卓越临床效果的创新疗法方面,审批速度与发达国家接近[2]。快速审批制度的改革,使得新药可以快速上市进而快速营利,增强了研发资金的回流补偿速度,调动了药企研发创新的积极性。

3.3.6 两票制

国家药品监督管理局《关于在公立医疗机构药品采购中推行"两票制"的实施意见(试行)》(国医改办发〔2016〕4号)指出:"两票制是指药品生产企业到流通企业开一次发票,流通企业到医疗机构开一次发票。药品生产企业或科工贸一体化的集团型企业设立的仅销售本企业(集团)药品的全资或控股商业公司(全国仅限

---

[1] 张曙霞. 医药创新的春天来了,但还只是开始[N]. 财经国家周刊,2018-03-26.
[2] 张雪. 国内首个CAR-T疗法获批,绿色通道助推医药创新[N]. 上海证券报,2018-03-14.

1家商业公司)、境外药品国内总代理(全国仅限1家国内总代理)可视同生产企业。药品流通集团型企业内部向全资(控股)子公司或全资(控股)子公司之间调拨药品可不视为一票,但最多允许开一次发票。"总体而言,两票制允许药品生产、流通企业合理确定加价幅度,鼓励药品生产企业与流通企业以及公立医疗机构直接结算配送费用和药品货款。它的推行可以有效减少流通环节的"带金销售""过票洗钱"等不规范经营,促使企业将重心转移到研发创新和管理创新上来,依靠创新获取市场认可,获取持续发展的机会。

3.3.7　MAH(药品上市许可人制度)

MAH 是 Marketing Authorization Holder 的缩写,是对既往药品注册管理制度进行改革而形成的新制度。既往药品注册是将药品上市许可(药品批准文号)与生产许可"捆绑"在一起管理,即上市许可不准颁发给药品研发人员、研发机构,只能颁发给具有药品生产许可的生产企业,研发组织或个人不具备申请并获取上市许可的资质。这在一定程度上打击了研发者的积极性,以致市场上常常出现"卖青苗"的现象,因为研发者不愿意将研发推进到成药阶段而生产上市。

2016年国务院办公厅《关于印发药品上市许可持有人制度试点方案的通知》(国办发〔2016〕41号)发布,规定在北京、天津、上海等10个省市试点药品上市许可持有人制度(MAH)。在此制度下,"所有的持有批准证号的企业,都可以作为上市许可持有人"[1]。这意味着新药研发者即使在没有 GMP 工厂的情况下也可以委托合适的 GMP 工厂生产自己研发的新药,从而使研发者获得持续、稳定和丰厚的技术产业化收益,并保证更多资金投入新药研发。不仅如此,这一制度创新还可以促进技术资源整合,推动资源优化配置,促进专业化规模化生产,减少重复生产,明确许可持有人的法律责任,提高新药治理水平。MAH 还可以充分调动政府、企业、研发者和市场在医药研发创新中的作用,逐步与国际接轨,推动医药产业的研发创新水平提高。这对个人和具有创新能力的小企业尤为有利,明显调动了研发人员的积极性,促进了医药产业研发的创新。在该制度实行仅一年多的时间里,国家食品药品管理局(CFDA)就收到药品上市许可持有人注册申请560个。

---

[1] 张曙霞. 医药创新的春天来了,但还只是开始[N]. 财经国家周刊,2018-03-26.

此后MAH制度逐步在全国铺开,取得的成效更为显著。如哈药股份基于MAH在全球范围内开始调整研发结构,以促进研发绩效的提高;有条件批准上市的"九期一"也是落实MAH的成功案例。

3.3.8 默示许可制度

默示许可制度,意为临床研究默示许可制度。2018年11月5日,国家药监局出台的《关于调整药物临床试验审评审批的公告》正式生效。公告要求申请人在提出药物临床试验申请之前,要向药审中心提出沟通交流会议申请,"以确定临床试验申请资料的完整性、实施临床试验的可行性,特别是保障受试者安全性措施",并规定"药审中心在收到申请人提交的新药Ⅰ期临床试验申请资料后5日内完成形式审查,对符合申报要求的发出受理通知。自受理之日起60日内未收到药审中心否定或质疑意见的,申请人可以按照提交的方案开展临床试验"[①]。这表明,我国临床研究申请的默许制开始付诸实践。

默示许可制度的最大益处在于大大缩短了临床研发者的申请时间,有利于尽快将实验室成果投入临床研发。这一政策实施后,默沙东的MK-7264、铂医药(广州)有限公司的HBM9161注射液、杭州泰格医药科技股份有限公司的Aprocitentan片、无锡智康弘仁新药开发有限公司的SC1011片、艾伯维医药贸易(上海)有限公司的阿达木单抗注射液等都快速进入临床研发。

3.3.9 DRGs医保控费

DRGs是英文Diagnosis Related Groups的缩写,意为(疾病)诊断相关分类。它是一种新型的医保费用给付方式,即根据患者特征(包括性别、年龄、住院天数、病症及严重程度、临床诊断、手术、合并症、并发症等)把病人分入500—600个诊断相关组,从而决定给予医院的补偿数额。DRGs通过制定统一的疾病诊断分类定额支付标准,推行医疗资源利用标准化,激励医院加强医疗质量管理,以降低成本,减少诱导性医疗费用支付,缩短住院天数,进而达到控费目的[②],被公认为世界

---

① http://www.nmpa.gov.cn/WS04/CL2051/index_10.html.
② 国家医保局.关于申报按疾病诊断相关分组付费国家试点的通知[EB/OL](2018-12-22).http://www.sohu.com/a/283753433_100271409.

上比较先进的支付方式之一。根据国外的经验,该制度基本能节省 20% 左右的医保费用。当然,医保费用的节省可以获得更大的新药支付空间,引进更多新药,客观上刺激了医药企业新药研发。2018 年 12 月 20 日,国家医保局发布《关于申报按疾病诊断相关分组付费国家试点的通知》,标志着这一制度在中国落地试验。

第 4 章 医药新政下企业的研发创新及其绩效

近年来,我国医药新政频出,这对不同类型的企业产生了不同的影响。总体而言,医药新政意在引导企业研发创新,激发医药企业的研发热情,提高医药产业研发创新的绩效,促进产业升级与可持续发展。

4.1 医药新政下医药研发创新的进展

4.1.1 医药界精英对研发创新的认识不断增强

长期以来,由于资金、人才和发展阶段的限制,中国医药企业主要从事普药生产和仿制药的研发与生产,真正的原研新药研发薄弱,医药企业大多重市场、轻研发。随着近年来的医药政策改革,尤其是带量采购和一致性评价制度的逐步推行,仿制药和普药的价格大幅度下降,利润大幅减低,一些质量不高、药效低下的药品失去市场,医药企业需要逐步向重研发转型。许多医药行业的企业家也从自身的业内体验和实践中发现,中国医药产业发展进入了创新的春天,未来驱动中国医药产业发展的主要动力是研发创新(见表 4—1)。

表 4—1　　　　　部分医药企业精英人才对医药产业研发创新的观点

姓名	所在企业	主要观点
左敏	上海医药执行董事	仿制药的游戏规则已经变成了建立在技术基础之上的速度和成本的比拼,创新药则由"中国新"变为"全球新",投入更大,风险更高①。
孙飘扬	恒瑞制药董事长	未来药企核心竞争力将回归创新能力和产品质量上,拥有国际视野、能够整合全球资源的企业将赢得更强话语权。国内医药行业正进入一个全新的时代,药品监管体系呈现三大新特点:(1)新方向,坚持以鼓励创新和提升质量为导向;(2)新标准,不论是新药还是仿制药都与国际标准全面接轨;(3)新成效,通过过去几年的改革,药品注册积压问题得到解决,一致性评价加快推进,新药审评审批速度大大加快②。
丁列明	贝达药业股份有限公司董事长	医药创新的春天来了。③
肖伟	康缘药业董事长	加大新药研发创新力度是我国社会发展的必然要求,也是时代的趋势。中国医药行业不创新就没有前途。④
姜广策	德传投资董事长	医药行业大方向更加清晰,创新研发显得更加重要,各细分行业龙头效应加强,洗牌之势愈演愈烈⑤。
胡季强	康恩贝集团董事长	第一,通过仿制药和过专利期的原研药价格下降,给创新药、疗效确切的中药提供市场空间。中国医药市场70%以上被仿制药和过专利期原研药占领,在国际市场,剔除中药,87%的处方来自仿制药,但金额只占了15%左右,大部分市场给了创新药,这样才能持续推动创新。第二,中国在药品生产销售环节存在药价虚高问题,高价格高毛利高费用,企业真正的利润和真正用于研发的投入并不高,这种现象不能长期持续。从这两点说,"4+7"确实开启了一个新时代。⑥

---

① 金融界. 三季报药企研发投入增幅超 30%创新药"全球新"指日可待[EB/OL](2019−11−01). https://baijiahao.baidu.com/s?id=1648953023933075775&wfr=spider&for=pc.

② 张曙霞. 医药创新的春天来了,但还只是开始[N]. 财经国家周刊,2018−03−26.

③ 张曙霞. 医药创新的春天来了,但还只是开始[N]. 财经国家周刊,2018−03−26;经济日报社. 委员众议打造医药强国:医药创新的春天来了[EB/OL]. https://baijiahao.baidu.com/s?id=1594078295826949144&wfr=spider&for=pc.

④ 张曙霞. 医药创新的春天来了,但还只是开始[N]. 财经国家周刊,2018−03−26.

⑤ 健康界. 恒瑞医药"断舍离",齐鲁制药"不放弃",带量采购时代,各类药企如何布局 5 年后?[EB/OL](2019−10−23). http://oppo.yidianzixun.com/article/0Na9AIMO?s=oppobrowser&appid=oppobrowser&impid=_1571834078008_0NVzRYgn_n2n&__publisher_id__=w9gCbJRPoG1BRQzSwMiwlQ.

⑥ E药经理人. 4+7集采药品医保支付标准定了!超 40 位两会代表委员齐发声[EB/OL](2019−03−05). https://med.sina.com/article_detail_103_1_61819.html.

续表

姓名	所在企业	主要观点
陈力	华领医药 CEO	生物医药是永不衰落的朝阳产业。高质量仿制药可以用来解决药品可及性，而那些尚未满足的临床需求就得依靠创新药。在全球处方药市场上，创新药占70%的份额，20%是孤儿药，10%是仿制药，创新药的市场其实很大，要把生物医药产业发展成为新的支柱产业，离不开创新药的研发投入[1]。
王磊	阿斯利康全球执行副总裁、国际业务及中国总裁	今后五年，全球许多创新药物将来自中国[2]。
宋为群	强生中国区主席	中国政府继续加深医疗领域开放程度，加速引入创新医药产品，改善医疗可及性与质量……强生在中国的发展是从最初引进、生产和制造先进产品，到现在积极培育本土创新能力，强生致力于在中国打造开放式创新生态系统[3]。
江宁军	基石药业董事长兼首席执行官	从仿制药大国走向创新药大国，中国已经迈出了坚实的一步[4]。
施万(Sever in Schwan)	罗氏集团首席执行官	上海是一座创新、开放、包容的城市，也是世界认识中国的一个重要门户。未来将会有越来越多的药物在中国被发现、被开发[5]。

4.1.2　研发投入明显增加

医药新政提振了医药企业的研发热情，促进了研发资金的投入。从170家上市企业的研发投入看，2012—2018年其研发投入从86.89亿元增长到323.86亿元，增长2.73倍，年均增长率达20.67%；从研发投入密度看，2012—2018年这些医药企业的研发投入与主营业务收入比重从2.8%增长到了4.5%，2012—2015年的研发投入密度增加0.7个百分点，2015—2018年的研发密度增加1个百分点

---

[1] 唐玮婕. 研发制造并重，张江药谷要跑出加速度[N]. 文汇报，2018-12-30.
[2] 王坤朔. 中国经济的韧性｜阿斯利康：在中国，没理由不做传统药企[EB/OL](2019-11-05). http://www.xinhuanet.com//health/2019-11/05/c_1125190750.htm.
[3] 张敏，李春莲. 跨国药企的生意经：不断加码中国创新药市场[N]. 证券日报，2019-11-13.
[4] 童兰. 十年磨一剑，中国原创药曙光初现[EB/OL](2019-11-13). https://www.yicai.com/news/100402358.html.
[5] 童兰. 十年磨一剑，中国原创药曙光初现[EB/OL](2019-11-13). https://www.yicai.com/news/100402358.html.

(见表4—2和图4—1)。由此可见,我国的医药企业研发投入无论是绝对量还是相对量都有了明显的提高。

表4—2　　　　2012—2018年170家医药上市公司生物研发投入情况　　　单位:元,%

年份	研发经费合计	研发投入占主营业务收入比重
2012	8 689 031 373.2	2.8
2013	11 117 219 792.7	3.0
2014	12 908 130 700.3	3.1
2015	16 234 792 715.6	3.5
2016	19 766 092 093.1	3.8
2017	24 669 295 124.7	4.1
2018	32 386 216 049.7	4.5

资料来源:Wind数据库。

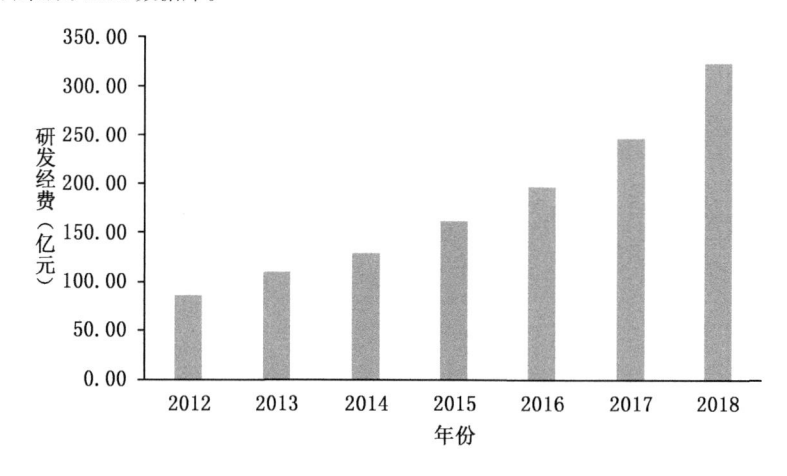

资料来源:Wind数据库。

图4—1　2012—2018年170家医药上市公司生物研发投入情况

从医药产业总研发投入来看,2003年以来全部规模以上医药制造企业的研发总投入呈不断增加的态势。如2003年全部规模以上医药制造企业的研发总投入仅为37.36亿元,到2017年增加到534.18亿元,累计增长13.3倍,年均增长20.93%。从绝对量的增长看,2008年以来医药行业规模以上的企业研发投入增长也明显加快(见表4—3和图4—2)。

表 4—3　　　　　　　规模以上医药制造企业研发经费　　　　　单位:万元,%

年份	研发经费内部支出	年增长率	年份	研发经费内部支出	年增长率
2003	373 633	—	2011	2 112 462	26.81
2004	387 528	3.72	2012	2 833 055	34.11
2005	539 534	39.22	2013	3 476 553	22.71
2006	710 162	31.63	2014	3 903 161	12.27
2007	889 750	25.29	2015	4 414 576	13.10
2008	1 028 487	15.59	2016	4 884 712	10.65
2009	1 345 385	30.81	2017	5 341 769	9.36
2010	1 665 798	23.82	平均	2 260 438	20.93

数据来源:国家统计局社会科技和文化产业统计司,科学技术部创新发展司编.中国科技统计年鉴[M].北京:中国统计出版社,2004—2018年.

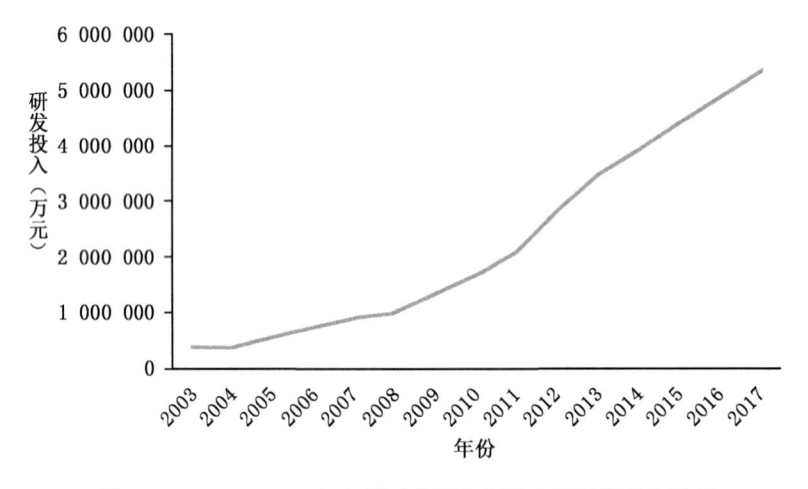

图 4—2　2003—2017 年规模以上医药制造企业研发投资情况

特别是自 2018 年以来,国家药监局、国家医保局、卫健委及国务院不断出台新的医药、医疗改革措施,大大激发了研发型医药企业的研发创新活力,研发投入急速增加。2019 年 1—9 月研发型医药企业的研发投入增长迅速。如恒瑞的研发投入同比增长 66.97%,信立泰同比增长 98.73%,康缘药业则同比增长 55.65%(见表 4—4)。

表 4—4　　　　2019 年 1—9 月部分医药企业研发投入及同比增长率　　　　单位：亿元，%

序号	企业名称	2019年前三季度研发投入	同比增长
1	恒瑞医药	28.99	66.97
2	复星医药	12.9	15.78
3	科伦药业	7.82	25.97
4	华东医药	7.12	52.84
5	信立泰	5.95	98.73
6	健康元	5.79	28.28
7	丽珠集团	4.82	37.59
8	白云山	4.63	18.23
9	人福医药	4.23	48.86
10	康缘药业	3.54	55.65

资料来源：肖蕴轩."4+7"带量采购成效显著，倒逼药企改革[EB/OL].(2019-04-02).https://www.qianzhan.com/analyst/detail/220/190401-c080bdfb.html.

由 170 家医药上市公司 2012—2018 年的研发投入占销售收入的比例可以发现，其中有 50 家公司 2018 年的研发密度超过 5%，43 家公司的研发密度呈现明显的上升态势，特别是沃森生物和贝达，其研发投入与销售收入之比分别从 2012 年的 12.4% 和 12.7% 提高到了 2018 年的 49.9% 和 48.2%（见表 4—5）。当然，与发达国家相比，中国医药企业的研发创新投入占销售收入的比重仍然过低。如 1980—2017 年美国 PhRMA 成员公司的国内研发投入占国内销售收入的比例及全部研发投入占全部销售收入的比例分别从 13.1% 和 8.9% 增加到 24.8% 和 21.4%（见表 4—6）。可见，中国医药企业的研发创新投入还有很大的上升空间。

表 4—5　　　　2012—2018 年部分医药上市公司研发/销售收入比　　　　单位：%

年份	公司名称	研发/销售收入	公司名称	研发/销售收入	公司名称	研发/销售收入	公司名称	研发/销售收入
2012	亿帆医药	3.0	科伦药业	3.4	安科生物	6.9	仟源医药	4.5
2013	亿帆医药	2.6	科伦药业	5.9	安科生物	6.0	仟源医药	4.5
2014	亿帆医药	1.2	科伦药业	4.8	安科生物	15.9	仟源医药	4.2
2015	亿帆医药	1.7	科伦药业	6.4	安科生物	6.6	仟源医药	4.9

续表

年份	公司名称	研发/销售收入	公司名称	研发/销售收入	公司名称	研发/销售收入	公司名称	研发/销售收入
2016	亿帆医药	7.7	科伦药业	7.2	安科生物	9.2	仟源医药	5.1
2017	亿帆医药	10.2	科伦药业	7.4	安科生物	11.9	仟源医药	4.8
2018	亿帆医药	13.4	科伦药业	6.8	安科生物	11.5	仟源医药	6.2
2012	京新药业	4.4	千红制药	4.5	福瑞股份	8.3	常山药业	3.1
2013	京新药业	4.4	千红制药	4.8	福瑞股份	8.6	常山药业	5.9
2014	京新药业	4.4	千红制药	6.5	福瑞股份	3.7	常山药业	4.6
2015	京新药业	5.3	千红制药	5.5	福瑞股份	9.4	常山药业	4.4
2016	京新药业	5.9	千红制药	5.7	福瑞股份	8.0	常山药业	6.2
2017	京新药业	7.4	千红制药	6.0	福瑞股份	10.1	常山药业	6.5
2018	京新药业	8.2	千红制药	5.2	福瑞股份	12.1	常山药业	7.2
2012	达安基因	11.5	以岭药业	6.7	瑞普生物	3.2	我武生物	5.1
2013	达安基因	8.5	以岭药业	6.3	瑞普生物	7.9	我武生物	6.9
2014	达安基因	10.2	以岭药业	5.8	瑞普生物	7.6	我武生物	5.5
2015	达安基因	7.7	以岭药业	6.8	瑞普生物	9.7	我武生物	6.2
2016	达安基因	9.4	以岭药业	6.3	瑞普生物	9.2	我武生物	5.7
2017	达安基因	10.7	以岭药业	6.3	瑞普生物	10.9	我武生物	6.3
2018	达安基因	8.3	以岭药业	7.4	瑞普生物	10.4	我武生物	7.7
2012	双鹭药业	10.6	双成药业	14.1	沃森生物	12.4	博腾股份	4.8
2013	双鹭药业	10.3	双成药业	6.8	沃森生物	11.9	博腾股份	5.6
2014	双鹭药业	6.2	双成药业	10.9	沃森生物	31.5	博腾股份	4.3
2015	双鹭药业	9.1	双成药业	15.0	沃森生物	26.6	博腾股份	4.9
2016	双鹭药业	10.1	双成药业	31.7	沃森生物	52.6	博腾股份	4.7
2017	双鹭药业	8.6	双成药业	8.3	沃森生物	49.9	博腾股份	6.4
2018	双鹭药业	6.8	双成药业	6.1	沃森生物	43.3	博腾股份	6.4
2012	信立泰	6.9	特一药业	4.5	翰宇药业	10.9	九强生物	5.2
2013	信立泰	6.2	特一药业	4.8	翰宇药业	11.5	九强生物	4.3
2014	信立泰	5.0	特一药业	5.2	翰宇药业	11.0	九强生物	5.1

续表

年份	公司名称	研发/销售收入	公司名称	研发/销售收入	公司名称	研发/销售收入	公司名称	研发/销售收入
2015	信立泰	9.1	特一药业	5.5	翰宇药业	6.7	九强生物	4.7
2016	信立泰	7.8	特一药业	8.1	翰宇药业	7.1	九强生物	6.4
2017	信立泰	10.6	特一药业	7.1	翰宇药业	7.2	九强生物	7.7
2018	信立泰	17.3	特一药业	6.0	翰宇药业	15.1	九强生物	7.9
2012	众生药业	3.5	龙津药业	3.8	舒泰神	5.2	广生堂	11.9
2013	众生药业	5.1	龙津药业	4.3	舒泰神	5.4	广生堂	8.7
2014	众生药业	7.3	龙津药业	5.0	舒泰神	4.1	广生堂	7.1
2015	众生药业	6.8	龙津药业	5.3	舒泰神	4.5	广生堂	8.5
2016	众生药业	8.7	龙津药业	9.4	舒泰神	5.4	广生堂	21.8
2017	众生药业	6.4	龙津药业	8.9	舒泰神	6.6	广生堂	25.4
2018	众生药业	6.3	龙津药业	11.0	舒泰神	16.1	广生堂	28.3
2012	亚太药业	5.9	康弘药业	6.4	金城医药	5.0	迈克生物	3.1
2013	亚太药业	5.6	康弘药业	5.4	金城医药	5.6	迈克生物	3.6
2014	亚太药业	4.2	康弘药业	5.0	金城医药	4.7	迈克生物	4.7
2015	亚太药业	4.9	康弘药业	5.6	金城医药	5.2	迈克生物	5.4
2016	亚太药业	3.1	康弘药业	5.8	金城医药	4.2	迈克生物	5.8
2017	亚太药业	4.5	康弘药业	12.6	金城医药	5.3	迈克生物	5.5
2018	亚太药业	11.5	康弘药业	12.0	金城医药	10.0	迈克生物	6.1
2012	力生制药	3.6	凯莱英	9.5	利德曼	7.3	万孚生物	12.3
2013	力生制药	3.8	凯莱英	8.2	利德曼	7.1	万孚生物	12.0
2014	力生制药	5.4	凯莱英	7.4	利德曼	5.2	万孚生物	10.0
2015	力生制药	4.3	凯莱英	7.8	利德曼	4.3	万孚生物	10.6
2016	力生制药	7.6	凯莱英	6.4	利德曼	5.9	万孚生物	11.3
2017	力生制药	9.9	凯莱英	6.8	利德曼	6.4	万孚生物	9.2
2018	力生制药	6.3	凯莱英	8.5	利德曼	6.1	万孚生物	9.2
2012	海顺新材	4.8	中牧股份	3.2	海正药业	6.0	天士力	2.0
2013	海顺新材	5.7	中牧股份	2.3	海正药业	5.6	天士力	3.3

续表

年份	公司名称	研发/销售收入	公司名称	研发/销售收入	公司名称	研发/销售收入	公司名称	研发/销售收入
2014	海顺新材	5.6	中牧股份	3.2	海正药业	5.5	天士力	2.9
2015	海顺新材	5.7	中牧股份	7.3	海正药业	9.4	天士力	3.8
2016	海顺新材	5.4	中牧股份	5.8	海正药业	8.0	天士力	3.2
2017	海顺新材	4.5	中牧股份	4.4	海正药业	8.0	天士力	3.8
2018	海顺新材	4.6	中牧股份	6.3	海正药业	10.1	天士力	6.7
2012	新光药业	4.4	复星医药	5.0	恒瑞医药	9.8	康缘药业	10.7
2013	新光药业	4.8	复星医药	5.0	恒瑞医药	9.1	康缘药业	11.4
2014	新光药业	3.9	复星医药	5.7	恒瑞医药	8.7	康缘药业	9.3
2015	新光药业	4.5	复星医药	6.6	恒瑞医药	9.6	康缘药业	12.6
2016	新光药业	4.8	复星医药	7.6	恒瑞医药	10.7	康缘药业	12.1
2017	新光药业	6.0	复星医药	8.3	恒瑞医药	12.7	康缘药业	7.9
2018	新光药业	6.4	复星医药	10.1	恒瑞医药	15.3	康缘药业	9.2
2012	贝达药业	12.7	生物股份	3.4	亚宝药业	3.3	通化东宝	4.8
2013	贝达药业	13.6	生物股份	3.9	亚宝药业	4.0	通化东宝	5.2
2014	贝达药业	12.5	生物股份	2.6	亚宝药业	4.1	通化东宝	4.1
2015	贝达药业	13.1	生物股份	5.6	亚宝药业	5.3	通化东宝	4.8
2016	贝达药业	15.6	生物股份	6.0	亚宝药业	8.2	通化东宝	4.3
2017	贝达药业	37.1	生物股份	9.1	亚宝药业	7.1	通化东宝	4.7
2018	贝达药业	48.2	生物股份	8.8	亚宝药业	4.3	通化东宝	5.6
2012	兴齐眼药	4.6	华海药业	4.6	健康元	5.2	普莱柯	6.2
2013	兴齐眼药	5.5	华海药业	7.2	健康元	5.1	普莱柯	6.9
2014	兴齐眼药	4.4	华海药业	8.7	健康元	5.2	普莱柯	7.8
2015	兴齐眼药	6.2	华海药业	7.8	健康元	5.7	普莱柯	8.7
2016	兴齐眼药	5.8	华海药业	8.9	健康元	6.3	普莱柯	10.0
2017	兴齐眼药	8.8	华海药业	8.8	健康元	6.5	普莱柯	11.6
2018	兴齐眼药	9.5	华海药业	10.2	健康元	7.6	普莱柯	12.1
2012	安图生物	10.6	海利生物	4.6				

续表

年份	公司名称	研发/销售收入	公司名称	研发/销售收入	公司名称	研发/销售收入	公司名称	研发/销售收入
2013	安图生物	11.6	海利生物	4.7				
2014	安图生物	10.3	海利生物	6.3				
2015	安图生物	8.5	海利生物	6.2				
2016	安图生物	10.6	海利生物	7.3				
2017	安图生物	10.5	海利生物	12.4				
2018	安图生物	11.2	海利生物	17.9				

资料来源：Wind 数据库。

表 4—6　1980—2017 年美国 PhRMA 成员公司研发投入占销售收入的比例

年份	国内研发投入占国内销售收入的比重(%)	全部研发投入占销售收入的比重(%)	年份	国内研发投入占国内销售收入的比重(%)	全部研发投入占销售收入的比重(%)
1980	13.1	8.9	1999	18.2	15.5
1981	14.8	10	2000	18.4	16.2
1982	15.4	10.9	2001	18	16.7
1983	15.9	11.8	2002	18.4	16.1
1984	15.7	12.1	2003	18.3	16.5
1985	16.3	12.9	2004	18.4	16.1
1986	16.4	12.9	2005	18.6	16.9
1987	17.4	13.4	2006	19.4	17.1
1988	18.3	14.1	2007	19.8	17.5
1989	18.4	14.8	2008	19.4	16.6
1990	17.7	14.4	2009	19.5	16.8
1991	17.9	14.6	2010	22	17.4
1992	19.4	15.5	2011	19.4	15.9
1993	21.6	17	2012	21	17.3
1994	21.9	17.3	2013	23	18.3
1995	20.8	16.7	2014	22.8	18.6

续表

年份	国内研发投入占国内销售收入的比重(%)	全部研发投入占销售收入的比重(%)	年份	国内研发投入占国内销售收入的比重(%)	全部研发投入占销售收入的比重(%)
1996	21	16.6	2015	23.8	19.7
1997	21.6	17.1	2016	24	20.4
1998	21.1	16.8	2017	24.8	21.4

资料来源：TEConomy/BIO. Investment, Innovation and Job Creation in a Growing U.S. Bioscience Industry. https://www.bio.org/sites/default/files/legacy/bioorg/docs/TEConomy_BIO_2018_Report.pdf.

4.1.3 研发人才快速增加

医药研发创新是人才密集型经济活动。近年来，医药行业的人力资本在不断增加。对 Wind 数据库中 170 家医药上市公司的统计表明，在 2012—2018 年医药上市公司的员工中，本科、硕士和博士人数分别从 68 193、8 423 和 0 增加到 174 940、25 238 和 1 868，硕士和博士占全部员工的比重也从 2012 年的 1.81% 和 0% 增长到 3.74% 和 0.28%，特别是恒瑞、科伦、复星等研发实力强的医药企业的硕士和博士人才增长迅速（见表 4—7、表 4—8、表 4—9 和表 4—10）。医药企业的高学历人才不断增多，为医药企业的研发创新提供了重要支持。

表 4—7　　2012—2018 年 170 家医药上市公司生物硕士、博士员工数　　单位：人，%

年份	总员工	本科员工	硕士员工	博士员工	硕士员工占比	博士员工占比
2012	465 034	68 193	8 423	0	1.81	0.00
2013	504 307	86 968	10 162	692	2.02	0.14
2014	528 243	107 763	12 300	767	2.33	0.15
2015	565 953	123 376	15 121	985	2.67	0.17
2016	609 175	144 123	18 403	1 318	3.02	0.22
2017	641 848	160 997	21 942	1 653	3.42	0.26
2018	674 075	174 940	25 238	1 868	3.74	0.28

资料来源：Wind 数据库。

表 4—8　　　　　　　　2012—2018 年恒瑞员工学历结构情况　　　　　　单位：人

年份	员工数	本科员工	硕士员工	博士员工
2012	8 267	2 788	629	0
2013	8 640	3 067	543	90
2014	8 770	3 285	560	92
2015	10 191	4 009	875	151
2016	12 653	5 463	1 192	186
2017	14 864	6 940	1 486	198
2018	21 016	9 489	2 003	235

资料来源：Wind 数据库。

表 4—9　　　　　　　　2012—2018 年科伦员工学历结构情况　　　　　　单位：人

年份	员工数	本科员工	硕士员工	博士员工
2012	17 055	760	116	0
2013	19 227	1 387	225	41
2014	20 792	1 695	252	45
2015	21 460	2 197	464	71
2016	18 855	2 468	651	96
2017	18 289	2 807	829	187
2018	19 990	3 526	1 032	223

资料来源：Wind 数据库。

表 4—10　　　　　　　　2012—2018 年复星员工学历结构情况　　　　　　单位：人

年份	员工数	本科员工	硕士员工	博士员工
2012	14 357	2 931	522	0
2013	16 791	3 794	637	80
2014	18 081	4 229	749	93
2015	17 842	4 453	889	105
2016	19 523	5 395	1 021	134
2017	28 848	9 518	2 479	256
2018	28 245	9 137	2 922	328

资料来源：Wind 数据库。

4.1.4 研发产出呈增长趋势

从医药上市公司的专利申请来看,2012—2018 年 170 家医药上市企业的专利申请数量虽有波动,但总体维持在较高的水平上(见表 4—11)。

表 4—11　　　2012—2018 年 170 家医药上市公司专利申请与授权情况　　　单位:件

年份	专利授权量	专利申请量	发明专利申请量
2012	2 167	2 418	1 604
2013	1 684	2 336	1 896
2014	1 944	2 537	1 968
2015	2 109	2 655	2 060
2016	2 299	2 511	1 999
2017	2 570	2 016	1 413
2018	1 912	1 744	1 132

资料来源:Wind 数据库。

研发型医药企业的专利申请和授权量呈现急剧增加的趋势。恒瑞 2012 年专利申请量、专利授权量和发明专利申请量分别为 53 件、45 件和 45 件,2018 年分别增加到 199 件、129 件和 127 件,分别增长 2.75 倍、1.87 倍和 1.82 倍(见表 4—12)。

表 4—12　　　　　2012—2018 年恒瑞专利申请与授权情况　　　　　单位:件

年份	专利申请量	专利授权量	发明专利申请量
2012	53	45	45
2013	41	37	37
2014	30	40	40
2015	36	38	38
2016	55	141	141
2017	139	115	113
2018	199	129	127

资料来源:Wind 数据库。

4.1.5　跨国公司在华研发加强

在医药新政背景下,跨国公司不断加大在华研发力度,融入中国的创新系统。如 2017 年以来,阿斯利康在无锡建成了商业创新中心,诺和诺德在北京建成了 INNOVO 创新平台,赛诺菲在苏州建成了全球研究院,罗氏在上海建立了早期研究中心,默克在中国开设了多家研究中心,强生引入了强生初创企业孵化平台(JLAB)概念,在上海加强研发创新。除了在华建设各类研发中心外,跨国公司还通过入股或并购的方式参与中国医药创新生态系统中。如 2019 年 11 月 1 日,作为全球最大的生物制药公司之一的美国安进以 27 亿美元收购了研发型医药企业百济神州的 20.5% 股权,是迄今中美医药企业合作中美国企业出资最大的一次[1]。

除上述行为外,许多跨国医药企业纷纷提出"让每一项关键药品开发计划从一开始就将中国涵盖在内"的目标,希望在中国医药生态系统中与参与者开展合作、促进创新[2]。

4.1.6　新药增加

在医药新政的推动下,国内创新药申报的积极性不断提高,新药数量明显增加。2018 年我国批准上市的抗肿瘤创新药有 18 个,其中盐酸安罗替尼、吡咯替尼、呋喹替尼、特瑞普利单抗以及信迪利单抗 5 个新药是我国自主研发的。它们分别来自正大天晴、江苏恒瑞、和记黄埔医药、君实生物和信达生物,分别用来治疗肺癌、乳腺癌、结直肠癌、黑色素瘤及霍奇金淋巴瘤。2019 年绿谷制药、中科院上海药物所和中国海洋大学共同研制的新药"九期一"、百济神州的泽布替尼已被 FDA 批准上市。

4.1.7　管理创新效果明显

随着新的审批制度的出台,新药审批效率有了很大提高。2018 年国家批准了 54 种新药,其中来自跨国公司的有 45 种,来自中国本土公司的有 9 种,比 2016 年

---

[1] 中美药企最大金额"联姻":安进 27 亿美元入股百济神州[EB/OL](2019-11-01). https://baijiahao.baidu.com/s? id=1649833899476597317&wfr=spider&for=pc.

[2] 乐诚铎. 最激动人心的医药市场在哪里?来中国就对了![J]. 中国医药报,2019-10-31.

的 6 种增加了近 8 倍。

医药领域的肿瘤药研发创新发展强劲，如恒瑞在已经上市的阿帕替尼、吡咯替尼、卡瑞利珠单抗的基础上，保持有 20 多个处于临床期的在研抗肿瘤药物，其中 3 个在申请上市；正大天晴在安罗替尼上市的基础上，保持有 6 个临床研究药物（见表 4—13）。

表 4—13　　　　部分医药企业的肿瘤药研发创新布局比较

公司	研发创新特点	研发创新现状	上市产品	行业地位
恒瑞	研发管线布局庞大，由点到面，研发广度、深度并重，为中国患者打造组合治疗方案	近 30 个抗肿瘤药物、5 个创新药成功上市 2019 年 10 月 30 日氟唑帕利向 CDE 申请药品注册	阿帕替尼、吡咯替尼、卡瑞利珠单抗	在免疫肿瘤学领域靶点通路布局最多、适应症布局最广泛、整体临床开发进度快
贝达药业	以创新药研发为主导，以抗肿瘤、糖尿病和心血管治疗新药研发为重点	进入临床阶段的产品包括肺癌领域的埃克替尼术后辅助适应症，恩莎替尼 ALK＋, NSCLC 二线、一线，还布局了乳腺癌、肾癌、黑色素癌、结直肠癌、胆管癌、血液肿瘤等的研发	埃克替尼、恩莎替尼	肺癌小分子靶向药物龙头地位稳定
正大天晴	从仿创结合到创仿结合，保持肝癌领域研究地位的同时加大抗肿瘤领域的研发力度	PD-1 单抗、PD-L1 进入临床三期，贝伐珠单抗、帕妥珠单抗、阿达木单抗、曲妥珠单抗等研发处于临床期	安罗替尼	研发管线主要布局在小分子抑制剂（除安罗替尼和 2 个 PD-1 抑制剂），属于激素酶抑制剂
君实生物	专注大分子创新药研发，主要包括生物类似药、肿瘤—免疫—慢病等多治疗领域的创新药。小分子创新药主要与外部合作进行研发	在研肿瘤药物十多个	特瑞普利单抗	是具备开发全球首创药物潜力的公司
信达生物	专注大分子生物药本土开发，主要生物类似药、肿瘤—免疫—慢病等多治疗领域的创新药。小分子创新药主要与外部合作进行研发	超过 20 个在研肿瘤药物，其中 2 个抗肿瘤药物申请上市	信迪利单抗	研发管线主要布局在抗肿瘤药物领域

续表

公司	研发创新特点	研发创新现状	上市产品	行业地位
基石药业	研发重点是肿瘤免疫(IO)联合疗法,具有丰富的肿瘤免疫和分子靶向疗法候选药物	临床前至临床后期在研药物近20个	—	具备发展为中国最大肿瘤联合疗法生物公司的潜力
绿叶制药	专注于肿瘤、中枢神经、心血管、消化及代谢治疗领域药物研发,重点主要是中枢神经和肿瘤两大核心药物	近20个在研抗肿瘤项目	力朴素、希美纳、天地达、天地欣、伊泰达	国际化程度高,核心产品为力朴素和希美纳
百济神州	专注于肿瘤靶向及免疫治疗的创新药物开发,研发及商业化领先全球	6个内部研发且处于临床候选药物产品,其中包括3个处于临床末期的研发药物	新基独家授权产品:白蛋白紫杉醇、瑞福美、维达扎	研发投入快速增长,拥有国内最大的肿瘤药临床研发管线

资料来源:沐沐.恒瑞、贝达、君实……8大创新药企肿瘤布局比较[EB/OL](2019-10-23).https://www.vodjk.com/news/191023/1606193.shtml.

4.2 医药研发创新的决定因素

4.2.1 医药研发创新的基本机制

首先,医药产业研发创新需要基本的要素资源,如研发人员、管理组织人员、研发投资数量、可利用的研发创新资产。

其次,需要政策和制度的密切支持和集群环境的"生态支持"。如当前的带量采购、一致性评价、产业园和药谷建设等,其落实和实践需要医药企业、研发机构、大学、政府的共同努力。

再次,需要产业网络和国际网络支持,以网络的密切链接将研发资源进行优化配置,动用更广泛的研发资源。

最后,研发创新的绩效要表现为形成专利、利润、综合绩效、市值、商誉及新知识与新理论的创造及新药或成药技术等富含经济价值的产出物。

其中,网络是医药研发创新的核心,产出绩效通过反馈机制与研发创新资源、企业的研发投资行动、研发环境及网络等进行动态调整和匹配。网络本身是研发创新环境的一部分,通常通过产业集群进行组织和构建(见图 4—3)。

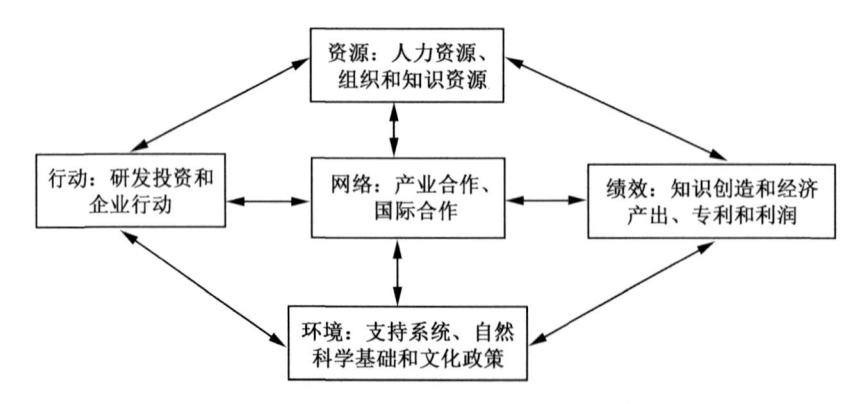

图 4—3 医药产业研发创新的基本机制示意图

4.2.2 研究方法及数据

(1)研究方法

为了研究医药新政下医药企业研发创新的影响因素,本书建立如下计量模型:

$$Ln\_Patent_{it}(Ln\_Invention_{it}) = \alpha + \beta Consistency_i + \gamma X_{it} \\ + \lambda Z_i + Time\_trend_t + \varepsilon_{it} \quad (4-1)$$

$$Ln\_Patent_{it}(Ln\_Invention_{it}) = \alpha + \beta MED\_cluster_i + \gamma X_{it} \\ + \lambda Z_i + Time\_trend_t + \mu_j + \varepsilon_{it} \quad (4-2)$$

其中,$Ln\_Patent_{it}(Ln\_Invention_{it})$ 表示当年专利申请量的对数[①](发明专利申请量的对数),$MED\_cluster_i$ 是医药上市公司所在医药产业集群环境,$Consistency_i$ 是虚拟变量,如果公司 i 拥有通过一致性评价,$Consistency_i$ 为 1,否则为 0,X_{it} 是一系列随时间变化的解释变量,Z_i 是不随时间变化的个体特征。考虑到医药公司研发创新能力会随着时间变化而变化,模型还控制了时间趋势项 $Time\_trend_t$。因为不同省份医药产业发展程度不同,模型还控制了省份固定效应。

---

① 这里采取数据加 1 再取对数的处理,下同。

(2)数据、变量和统计性描述

①数据来源和变量

本书主要使用 2012—2018 年 Wind 数据库的 176 家沪深上市医药公司数据和相应的中国知识产权局收集的专利申请数据。此外,GMP 认证数据来自国家食品药品监督管理总局药品审评中心(CDE)的公开数据,药物一致性评价信息来自米内网数据库。

本书的被解释变量是企业专利申请量和发明专利申请量,参考以往研究的做法(张劲帆等,2017;章元等,2018)①,我们对专利数据进行加 1 再取自然对数处理。相对于企业研发投入,企业专利是对企业创新成果更加直接的度量。以往对企业创新的研究中,常用的是企业专利申请量和专利授权量。考虑到专利从申请到授权需要很长时间,专利授权量不能及时反映企业的创新能力,因此我们采用专利申请量来反映企业创新能力。中国的专利体系将所有专利分成三大类,分别是发明专利、实用新型专利和外观设计专利,其中发明专利的认定最为严格,被认为是三类专利中最优质、对企业最有价值的一类专利。因此,我们将企业发明专利申请数作为企业创新的衡量指标。

本书主要的解释变量是企业集群环境,该变量按照公司注册地的医药产业集群程度赋值;Consistency 是虚拟变量,如果公司拥有通过一致性评价的药物,Consistency 为 1,否则为 0。本书还将 GMP 认证数量、短期绩效指标 ROA 以及长期绩效指标 Z 值加入自变量中。其他的控制变量包括员工人数、本硕博人数、留存收益、总资产对数、资产负债率、是否国有等,变量的名称和具体含义在后面的描述性统计表 4—14 中给出。

②描述性统计

经过剔除缺失值、剔除行业不符的公司样本等数据处理,本书留下 172 个公司样本。表 4—14 给出了所有变量的定义和描述性统计结果。可以看到,发明专利申请数量和专利申请总数的均值分别是 8.837 和 12.150,中位数都为 3,说明大部分医药公司创新能力不高,也说明研发资源分布较偏,创新能力主要集中在少

---

① 张劲帆,李汉涯,何晖. 企业上市与企业创新——基于中国企业专利申请的研究[J]. 金融研究,2017(5):160—175;章元,程郁,佘国满. 政府补贴能否促进高新技术企业的自主创新?——来自中关村的证据[J]. 金融研究,2018(10):123—140.

数大药企之中。Consistency 的均值是 0.097，说明只有约十分之一的样本公司拥有通过一致性评价的药物。此外，公司平均年龄为 17.41 岁，平均拥有员工总数 3 146 人，其中本科员工为 644.7 人，硕士员工为 80.88 人，博士员工为 5.537 人，每年平均拥有 GMP 认证 0.578 个。近五分之一的公司是国有企业，其余为私营企业(见表 4—14)。

表 4—14　　　　　　　　　变量定义及描述性统计

变量名	变量含义	均值	标准差	中位数
Invention	发明专利申请数	8.837	0.505	3
Total_appli	专利申请总数	12.150	0.789	3
Consistency	通过一致性评价药品数量	0.449	0.059	0
GMP	GMP 认证数量	0.578	0.029 6	0
RD	研发投入自然对数	17.19	0.082 0	17.52
ROA	资产收益率(衡量企业短期绩效)	8.364	0.221	7.347
Med_cluster	集群环境(公司注册地：上海=7,北京=6,台州=5,连云港=4,广州=3,成都=2,其他=1)	1.898	0.054 0	1
Z_value	Z 值	9.426	0.352	5.280
Staff	员工总数	32.24	1.130	17.09
Bachelor	本科员工数(百人)	6.447	0.287	2.680
Master	硕士员工数(百人)	0.809	0.052	0.200
Doctor	博士员工数(百人)	5.537	0.640	0
Retained	留存收益是否为负，1=是,0=否	0.055	0.006	0
LEV	资产负债率	32.52	0.523	30.15
Ln_value	总市值自然对数	22.71	0.028 5	22.64
NPM	销售净利率	13.43	0.359	12.31
Fixed	固定资产/总资产	0.229	0.004	0.209
State	是否国有	0.190	0.011 2	0
Expense	销售费用/总资产	22.04	0.469	18.50
Age	企业年龄	17.41	0.162	17

4.2.3 实证分析

(1) OLS 回归

表 4—15 是根据模型(4—1)回归后的结果,其中,Ln_Invention 和 Ln_Patent 分别表示发明型专利申请数的对数和专利申请总数的对数。从表 4—15 中的结果可以看出,相比于药品没有通过一致性评价的公司,通过一致性评价的医药公司其当年的发明专利申请数增加了 51.6%,当年的专利申请总数增加了 54.8%。GMP 的系数显著为正,说明 GMP 认证数量会促进公司研发创新;公司的长期绩效对创新也有促进作用;Retained 的系数显著为负,说明留存收益为负对公司创新有很大的阻碍;员工总数系数均显著为正,说明企业规模越大,创新能力越强。值得注意的是,本科人数的系数均显著为负,说明本科学历的员工在医药企业创新能力方面基本没有贡献,甚至会有副作用。因为医药公司的专利发明科技含量较高,本科员工不能胜任这方面的工作,他们的工作主要是在公司运营管理方面,而这将会挤占研发资源,影响企业创新能力。相对应,硕士员工和博士员工对专利申请有显著的正向作用。

表 4—15　医药上市公司研发创新能力的影响因素:最小二乘法

被解释变量	M(1) Ln_Invention	M(2) Ln_Invention	M(3) Ln_Patent	M(4) Ln_Patent
Consistency	0.557*** (0.119)	0.516*** (0.122)	0.582*** (0.124)	0.548*** (0.128)
GMP	0.251*** (0.033)	0.242*** (0.034)	0.306*** (0.035)	0.299*** (0.035)
Z_value	0.009*** (0.003)	0.008** (0.003)	0.006** (0.003)	0.003 (0.003)
Retained	−0.805*** (0.145)	−0.722*** (0.162)	−0.920*** (0.152)	−0.775*** (0.170)
Staff	0.350*** (0.042)	0.383*** (0.074)	0.382*** (0.044)	0.453*** (0.078)
Bachelor	−0.044*** (0.016)	−0.040** (0.017)	−0.049*** (0.016)	−0.043** (0.018)
Doctor	0.153*** (0.031)	0.135*** (0.033)	0.170*** (0.032)	0.160*** (0.035)
Master		0.031 (0.022)		0.024 (0.023)

续表

被解释变量	M(1) Ln_Invention	M(2) Ln_Invention	M(3) Ln_Patent	M(4) Ln_Patent
ROA		0.014* (0.008)		0.013 (0.008)
LEV		−0.003 (0.003)		−0.006** (0.003)
State		0.026 (0.094)		0.047 (0.099)
Expense		−0.006** (0.002)		−0.005** (0.002)
Age		0.010 (0.007)		0.008 (0.007)
Ln_asset		−0.053 (0.070)		−0.083 (0.073)
NPM		−0.004 (0.005)		−0.002 (0.005)
Fixed		0.739** (0.302)		0.728** (0.316)
Constant	−1.141*** (0.292)	−0.511 (1.107)	−1.242*** (0.306)	−0.150 (1.158)
时间趋势	控制	控制	控制	控制
Observations	1 202	1 202	1 202	1 202
R-squared	0.257	0.271	0.283	0.296

注：括号内为标准误，*** p<0.01，** p<0.05，* p<0.1。

表4—16是使用模型(4—2)得到的回归结果。在4个回归中，Med_cluster的系数均显著为正，说明集群环境对公司研发创新有促进作用；Consistency、GMP和ROA的系数均显著为正，说明药品通过一致性评价、GMP认证数量及企业短期绩效均显著促进研发创新。此外，研发投入对发明专利申请数有显著的正向作用；以Ln_value和Staff衡量医药企业上市的规模，可以看到，公司规模越大，企业的创新能力越强。值得注意的是，本科人数的系数均显著为负，说明本科学历的员工在医药企业创新能力方面基本没有贡献，甚至会有副作用。因为医药公司的专利发明科技含量较高，本科员工不能胜任这方面的工作，他们的工作主要是在公司运营管理方面，而这将会挤占研发资源，影响企业创新能力。相对应，硕士员工对专利申请有显著的正向作用。

表4—16　　　　　　　医药企业研发创新能力的影响因素：最小二乘法

被解释变量	M(1) Ln_Invention	M(2) Ln_Invention	M(3) Ln_Patent	M(4) Ln_Patent
Med_cluster	0.129*** (0.035)	0.123*** (0.036)	0.118*** (0.037)	0.113*** (0.038)
RD	0.073*** (0.023)	0.059** (0.025)	0.062*** (0.024)	0.042 (0.026)
Consistency	0.088*** (0.018)	0.096*** (0.019)	0.089*** (0.019)	0.095*** (0.020)
GMP	0.184*** (0.036)	0.175*** (0.036)	0.253*** (0.038)	0.244*** (0.038)
ROA	0.018*** (0.006)	0.030*** (0.011)	0.023*** (0.007)	0.034*** (0.012)
Ln_value	0.249*** (0.060)	0.273*** (0.063)	0.232*** (0.063)	0.267*** (0.067)
Staff	0.009*** (0.002)	0.009*** (0.002)	0.012*** (0.002)	0.012*** (0.002)
Bachelor	−0.022*** (0.007)	−0.034*** (0.009)	−0.029*** (0.007)	−0.039*** (0.010)
Doctor		−0.652** (0.297)		−0.399 (0.315)
Master		0.132*** (0.049)		0.108** (0.052)
LEV		−0.004 (0.003)		−0.007** (0.003)
State		−0.005 (0.107)		0.046 (0.113)
Expense		−0.001 (0.003)		−0.000 (0.003)
Age		0.021** (0.009)		0.018** (0.009)
Z_value		0.004 (0.004)		−0.001 (0.004)
NPM		−0.011** (0.005)		−0.011* (0.006)
Fixed		0.428 (0.349)		0.366 (0.370)
Retained		−0.172 (0.207)		−0.221 (0.219)
Constant	−6.472*** (1.356)	−7.436*** (1.481)	−6.116*** (1.433)	−7.000*** (1.568)
时间趋势	控制	控制	控制	控制
省份固定效应	控制	控制	控制	控制

续表

被解释变量	M(1)	M(2)	M(3)	M(4)
	Ln_Invention	Ln_Invention	Ln_Patent	Ln_Patent
Observations	1 003	1 003	1 003	1 003
R-squared	0.387	0.400	0.402	0.413

注：括号内为标准误，*** $p<0.01$，** $p<0.05$，* $p<0.1$。

(2) 随机效应模型估计

本书的数据是跨度7年的非平衡面板数据，但由于主要的解释变量 Med_cluster、Consistency 以及其他变量不随时间变化，固定效应模型在这里不适用。此处使用(4—1)和(4—2)的随机效应模型进行进一步分析，相应的回归结果见表4—17和表4—18。表4—17的结果和OLS回归类似，药品通过一致性评价、GMP认证数量、企业长期绩效、企业员工总数都会促进医药公司研发创新；企业负的留存收益对研发创新起负向作用；本科员工数和博士员工数系数的符号符合预期，只是在随机效应模型中不显著。

表4—17　　　　　　医药上市公司的随机效应模型回归结果

被解释变量	M(1)	M(2)	M(3)	M(4)
	Ln_Invention	Ln_Invention	Ln_Patent	Ln_Patent
Consistency	0.852*** (0.225)	0.894*** (0.230)	0.582*** (0.124)	0.948*** (0.244)
GMP	0.057* (0.029)	0.050* (0.029)	0.306*** (0.035)	0.080*** (0.030)
Z_value	0.009*** (0.003)	0.009*** (0.003)	0.006** (0.003)	0.006** (0.003)
Retained	−0.403** (0.162)	−0.332* (0.180)	−0.920*** (0.152)	−0.322* (0.184)
Staff	0.282*** (0.058)	0.222** (0.095)	0.382*** (0.044)	0.287*** (0.098)
Bachelor	−0.006 (0.016)	−0.000 (0.019)	−0.049*** (0.016)	−0.008 (0.020)
Doctor	0.026 (0.034)	0.034 (0.035)	0.170*** (0.032)	0.041 (0.036)
Master		−0.027 (0.026)		−0.017 (0.027)

续表

被解释变量	M(1)	M(2)	M(3)	M(4)
	Ln_Invention	Ln_Invention	Ln_Patent	Ln_Patent
ROA		0.003 (0.008)		0.001 (0.008)
LEV		−0.001 (0.003)		−0.003 (0.003)
State		0.154 (0.151)		0.209 (0.157)
Expense		0.003 (0.003)		0.004 (0.003)
Age		−0.001 (0.013)		−0.004 (0.014)
Ln_asset		0.083 (0.090)		0.052 (0.093)
NPM		−0.001 (0.004)		0.002 (0.005)
Fixed		0.293 (0.320)		0.483 (0.327)
Constant	−1.107*** (0.423)	−2.432* (1.427)	−2.162*** (0.317)	−2.111 (1.475)
时间趋势	控制	控制	控制	控制
Observations	1 202	1 202	1 202	1 202

注：括号内为标准误，*** $p<0.01$，** $p<0.05$，* $p<0.1$。

表 4—18　　医药上市公司的随机效应模型回归结果

被解释变量	(1)	(2)	(3)	(4)
	Ln_Invention	Ln_Invention	Ln_Patent	Ln_Patent
Med_cluster	0.131** (0.066)	0.133** (0.067)	0.137** (0.070)	0.138* (0.071)
RD	0.012 (0.018)	0.007 (0.019)	0.005 (0.018)	0.001 (0.020)
Consistency	0.133*** (0.036)	0.144*** (0.036)	0.145*** (0.038)	0.155*** (0.039)
GMP	0.033 (0.030)	0.025 (0.030)	0.058* (0.030)	0.048 (0.031)
ROA	0.003 (0.005)	−0.002 (0.010)	0.006 (0.006)	−0.003 (0.011)
Ln_value	0.261*** (0.054)	0.255*** (0.058)	0.197*** (0.056)	0.201*** (0.060)

续表

被解释变量	(1) Ln_Invention	(2) Ln_Invention	(3) Ln_Patent	(4) Ln_Patent
Staff	0.005** (0.002)	0.004* (0.003)	0.008*** (0.003)	0.007*** (0.003)
Bachelor	−0.016* (0.008)	−0.000 (0.011)	−0.022*** (0.008)	−0.006 (0.011)
Doctor		−0.028 (0.296)		0.068 (0.305)
Master		−0.078 (0.051)		−0.087* (0.052)
LEV		0.001 (0.003)		0.000 (0.003)
State		0.156 (0.163)		0.201 (0.171)
Expense		0.005* (0.003)		0.006* (0.003)
Age		0.007 (0.017)		0.005 (0.018)
Z_value		0.004 (0.003)		0.002 (0.004)
NPM		0.002 (0.005)		0.004 (0.005)
Fixed		0.301 (0.374)		0.512 (0.386)
Retained		−0.158 (0.207)		−0.201 (0.213)
Constant	−1.107*** (0.423)	−2.432* (1.427)	−2.162*** (0.317)	−2.111 (1.475)
时间趋势	控制	控制	控制	控制
省份固定效应	控制	控制	控制	控制
Observations	1 003	1 003	1 003	1 003

注：括号内为标准误，*** $p<0.01$，** $p<0.05$，* $p<0.1$。

从表4—18可以看到，集群环境对公司研发创新的促进作用依旧显著。药品通过一致性评价和公司规模对研发创新有显著的正向作用；研发投入、GMP认证以及本科员工数的系数符号符合预期，只是在随机效应模型当中不显著。

(3) 系统GMM模型估计

医药公司当年的研发创新能力还可能受到之前的创新水平影响，因此本书进一步使用动态面板模型进行回归。具体而言，本书在解释变量中引入被解释变量的滞后一期,并利用被解释变量的滞后二期和三期作为工具变量,利用系统 GMM 法进行估计。RD 和 GMP 认证的影响可能存在滞后性,因此模型还引入 GMP 的滞后一期。分别使用(4—1)和(4—2)的 GMM 模型回归,结果如表 4—19 和表 4—20 所示。从表 4—19 我们看到,被解释变量的滞后一期确实会影响企业创新。其他解释变量的符号符合预期,而且通过一致性评价药品中的总专利申请数对企业创新有正向促进作用,滞后一期的 GMP 认证数量和企业长期绩效对医药企业发明专利的增加有促进作用。此外,Retained 的系数在 M(3)、M(4)回归中显著,说明负的留存收益对研发创新产生负向作用;博士数量对专利申请总数有正向的影响。表格中还列出了残差相关性检验和 Sargan 检验结果,结合来看,选取的工具变量是比较有效的。

表 4—19   系统 GMM 模型回归结果

被解释变量	(1) Ln_Invention	(2) Ln_Invention	(3) Ln_Patent	(4) Ln_Patent
L. invention	0.802*** (0.100)	0.784*** (0.103)		
L. patent			0.630*** (0.128)	0.607*** (0.129)
Consistency	0.053 (0.111)	0.053 (0.115)	0.251* (0.130)	0.244* (0.134)
LGMP	0.069** (0.033)	0.069** (0.033)	0.062 (0.039)	0.061 (0.039)
Z_value	0.004 (0.003)	0.006** (0.003)	0.003 (0.003)	0.005 (0.003)
Retained	−0.095 (0.135)	−0.183 (0.154)	−0.297** (0.144)	−0.348** (0.163)
Staff	0.070 (0.048)	0.028 (0.067)	0.134** (0.060)	0.139 (0.092)
Bachelor	−0.026* (0.015)	−0.025 (0.016)	−0.027* (0.014)	−0.025 (0.017)
Doctor	0.036 (0.022)	0.035 (0.025)	0.081** (0.032)	0.083** (0.035)
其他控制变量	否	控制	否	控制
时间趋势	控制	控制	控制	控制
AR(1)p 值	0.000	0.000	0.000	0.000
AR(2)p 值	0.342	0.361	0.863	0.900

续表

被解释变量	(1) Ln_Invention	(2) Ln_Invention	(3) Ln_Patent	(4) Ln_Patent
p值	0.304	0.297	0.130	0.124
Observations	1 046	1 046	1 046	1 046

注:括号内为标准误,*** $p<0.01$,** $p<0.05$,* $p<0.1$。

表4—20　　　　　　　　　　系统 GMM 模型回归结果

被解释变量	M(1) Ln_Invention	M(2) Ln_Invention	M(3) Ln_Patent	M(4) Ln_Patent
L. invention	0.664*** (0.041)	0.678*** (0.050)		
L. patent			0.668*** (0.041)	0.726*** (0.046)
Med_cluster	0.056*** (0.017)	0.067*** (0.017)	0.060*** (0.019)	0.055*** (0.020)
RD	0.030* (0.016)	0.036*** (0.014)	0.018 (0.017)	0.035** (0.015)
Consistency	0.027*** (0.008)	0.025*** (0.008)	0.034*** (0.009)	0.029*** (0.009)
L. GMP	0.065*** (0.019)	0.053*** (0.019)	0.044* (0.025)	0.022 (0.025)
L. ROA	0.004 (0.003)	0.006 (0.006)	0.005 (0.004)	0.001 (0.006)
Ln_value	0.088** (0.036)	0.084* (0.044)	0.093 (0.060)	0.092 (0.067)
Staff	0.003*** (0.001)	0.005*** (0.002)	0.004*** (0.001)	0.005*** (0.002)
Bachelor	−0.009*** (0.003)	−0.010 (0.007)	−0.010*** (0.004)	−0.011 (0.008)
其他控制变量	否	控制	否	控制
时间趋势	控制	控制	控制	控制
省份固定效应	控制	控制	控制	控制
AR(1)p值	0.000	0.000	0.000	0.000
AR(2)p值	0.149	0.162	0.346	0.396
p值	0.353	0.372	0.340	0.355
Observations	882	882	882	882

注:括号内为标准误,*** $p<0.01$,** $p<0.05$,* $p<0.1$。

从表 4—21 可以看出,被解释变量的滞后一期系数均显著为正,说明企业创新能力确实受企业以前情况的影响;集群环境依旧对公司研发创新产生显著的积极作用。其他变量的解释不再赘述。表格中还列出了残差相关性检验和 Sargan 检验结果,结合来看,选取的工具变量也是比较有效的。

(4)异质性分析

为了分析地区结构、医药企业细分类别和所有权结构对医药企业研发绩效影响的异质性,本书使用模型(4—1)分别对东中西不同地区、医药企业细分类别和所有权结构进行回归,得到表 4—21、表 4—22 和表 4—24;使用模型(4—2)分别对东中西不同地区、医药企业细分类别和所有权结构进行回归,得到表 4—23 和表 4—25。

表 4—21　　　　　　　　东、中、西分地域回归:随机效应模型

被解释变量	Ln_Invention			Ln_Patent		
	东部	中部	西部	东部	中部	西部
Consistency	1.002*** (0.284)	0.233 (0.559)	0.785 (0.587)	0.933*** (0.299)	0.498 (0.627)	1.183* (0.640)
GMP	0.025 (0.034)	−0.051 (0.122)	0.150* (0.077)	0.055 (0.035)	−0.018 (0.120)	0.186** (0.081)
Z_value	0.010*** (0.004)	0.032*** (0.011)	0.005 (0.006)	0.008** (0.004)	0.023** (0.011)	0.001 (0.007)
Retained	0.341 (0.247)	0.733 (0.521)	0.415 (0.363)	0.333 (0.252)	0.624 (0.524)	0.601 (0.383)
Staff	0.146 (0.129)	0.423 (0.327)	0.222 (0.188)	0.153 (0.132)	0.568* (0.342)	0.377* (0.200)
Bachelor	0.047* (0.025)	−0.065 (0.053)	−0.061 (0.043)	0.044* (0.025)	−0.104* (0.054)	−0.055 (0.045)
Doctor	−0.026 (0.043)	0.069 (0.133)	0.114 (0.076)	−0.024 (0.044)	0.078 (0.132)	0.135* (0.081)
其他控制变量	控制	控制	控制	控制	控制	控制
时间趋势	控制	控制	控制	控制	控制	控制
Observations	677	185	244	677	185	244

注:括号内为标准误,*** $p<0.01$,** $p<0.05$,* $p<0.1$。

表 4—22　　　　　　　　按中药和西药分组回归:随机效应模型

被解释变量	Ln_Invention		Ln_Patent	
	中药	西药	中药	西药
Consistency	0.344 (0.463)	1.186*** (0.263)	0.277 (0.486)	1.283*** (0.277)

续表

被解释变量	Ln_Invention		Ln_Patent	
	中药	西药	中药	西药
GMP	0.037 (0.054)	0.046 (0.035)	0.080 (0.055)	0.072** (0.036)
Z_value	0.009* (0.005)	0.010*** (0.004)	0.006 (0.005)	0.008** (0.004)
Retained	0.376 (0.312)	0.322 (0.222)	0.404 (0.319)	0.303 (0.226)
Staff	−0.035 (0.152)	0.404*** (0.123)	−0.022 (0.155)	0.516*** (0.127)
Bachelor	0.007 (0.029)	−0.017 (0.025)	−0.003 (0.030)	−0.025 (0.026)
Doctor	0.223*** (0.062)	−0.057 (0.042)	0.236*** (0.063)	−0.049 (0.043)
其他控制变量	控制	控制	控制	控制
时间趋势	控制	控制	控制	控制
Observations	484	718	484	718

注：括号内为标准误，*** $p<0.01$，** $p<0.05$，* $p<0.1$。

表 4—23　　　　　按企业分类回归：系统 GMM 模型

被解释变量	Ln_Invention		Ln_Patent	
	中药	西药	中药	西药
Med_cluster	0.248 (0.275)	0.029 (0.020)	0.248 (0.275)	0.029 (0.020)
RD	0.036 (0.028)	0.016 (0.011)	0.036 (0.028)	0.016 (0.011)
Consistency	0.040 (0.379)	0.029*** (0.007)	0.040 (0.379)	0.029*** (0.007)
L.GMP	0.039 (0.066)	0.038*** (0.013)	0.039 (0.066)	0.038*** (0.013)
L.ROA	0.027 (0.019)	−0.002 (0.005)	0.027 (0.019)	−0.002 (0.005)
Ln_value	0.140 (0.174)	0.140*** (0.040)	0.140 (0.174)	0.140*** (0.040)
Staff	0.004 (0.007)	0.002* (0.001)	0.004 (0.007)	0.002* (0.001)
Bachelor	−0.010 (0.028)	0.000 (0.006)	−0.010 (0.028)	0.000 (0.006)
其他控制变量	控制	控制	控制	控制

续表

被解释变量	Ln_Invention		Ln_Patent	
	中药	西药	中药	西药
时间趋势	控制	控制	控制	控制
省份固定效应	控制	控制	控制	控制
Observations	380	502	380	502

注：括号内为标准误，*** $p<0.01$，** $p<0.05$，* $p<0.1$。

表 4—24　　　　按是否国有企业分组回归：随机效应模型

被解释变量	Ln_Invention		Ln_Patent	
	国有	非国有	国有	非国有
Conformance	0.674 (0.745)	0.824*** (0.223)	0.476 (0.765)	0.908*** (0.238)
GMP	0.048 (0.049)	0.071* (0.036)	0.068 (0.051)	0.103*** (0.037)
Z_value	0.000 (0.007)	0.010*** (0.003)	−0.001 (0.007)	0.007** (0.003)
Retained	0.622 (0.385)	0.301 (0.211)	0.571 (0.395)	0.325 (0.216)
Staff	0.419* (0.226)	0.160 (0.105)	0.440* (0.232)	0.234** (0.109)
Bachelor	−0.008 (0.047)	−0.001 (0.021)	−0.047 (0.048)	−0.002 (0.022)
Doctor	−0.067 (0.095)	0.058 (0.038)	−0.105 (0.098)	0.072* (0.039)
其他控制变量	控制	控制	控制	控制
时间趋势	控制	控制	控制	控制
Observations	234	968	234	968

注：括号内为标准误，*** $p<0.01$，** $p<0.05$，* $p<0.1$。

表 4—25　　　　按是否国有企业分组回归：系统 GMM 模型

被解释变量	Ln_Invention		Ln_Patent	
	国有	非国有	国有	非国有
Med_cluster	−3.197 (4.606)	0.056*** (0.018)	−3.197 (4.606)	0.056*** (0.018)
RD	−0.139 (0.992)	0.020** (0.010)	−0.139 (0.992)	0.020** (0.010)

续表

被解释变量	Ln_Invention 国有	Ln_Invention 非国有	Ln_Patent 国有	Ln_Patent 非国有
Consistency	−8.910 (7.104)	0.020*** (0.007)	−8.910 (7.104)	0.020*** (0.007)
L.GMP	0.398 (0.299)	0.086*** (0.020)	0.398 (0.299)	0.086*** (0.020)
L.ROA	0.067 (0.172)	0.001 (0.006)	0.067 (0.172)	0.001 (0.006)
Ln_value	−1.277 (1.287)	0.054 (0.044)	−1.277 (1.287)	0.054 (0.044)
Staff	−0.015 (0.036)	0.010*** (0.002)	−0.015 (0.036)	0.010*** (0.002)
Bachelor	0.020 (0.193)	−0.021*** (0.006)	0.020 (0.193)	−0.021*** (0.006)
其他控制变量	控制	控制	控制	控制
时间趋势	控制	控制	控制	控制
省份固定效应	控制	控制	控制	控制
Observations	194	688	194	688

注：括号内为标准误，*** $p<0.01$，** $p<0.05$，* $p<0.1$。

表4—21表明，Consistency对东部医药企业研发创新具有明显的正向影响；Z_value对东中部医药企业研发创新具有明显的正向影响；Staff仅对中西部企业研发创新产生正向影响；Bachelor对东部医药企业研发创新产生正向影响，对中部企业研发创新则起负向作用。

表4—21、表4—22和表4—23表明，Consistency、Z_value、Staff、Ln_value仅对西药生产企业的研发创新起促进作用，Doctor仅对中药企业的研发创新起促进作用。

表4—24和表4—25表明，Conformance、GMP、Z_value仅对非国有医药企业研发创新起促进作用，对国有企业没有明显的影响；Staff对两类企业的研发创新产生均有明显的影响，相比而言，对非国有企业的影响更大一些。

总之，通过OLS回归、随机效应模型回归和系统GMM回归，可以发现，医药产业集群研发环境、通过一致性评价情况、GMP、研发投入、公司规模对专利申请均有促进作用。值得注意的是，本科员工会在一定程度上阻碍医药公司创新，这可能因为本科员工不能胜任医药方面的研发创新,而且会挤占研发资源,故而对医药公司研发创新起了负面影响。

4.3 医药新政下医药企业的研发创新绩效分析

4.3.1 研究方法与数据

(1)研究方法

为了研究医药新政下医药企业的研发创新绩效,本书建立如下计量模型:

$$ROA_{it}(Z\_value_{it}) = \alpha + \beta X_{it} + \gamma Z_i + Time\_trend_t + \mu_j + \varepsilon_{it} \quad (4-3)$$

$$ROA_{it}(Z\_value_{it}) = \alpha + \beta X_{it} + \beta' X'_{it} + \gamma Z_i + Time\_trend_t + \mu_j + \varepsilon_{it} \quad (4-4)$$

其中,$ROA_{it}(Z\_value_{it})$表示医药企业短期绩效(长期绩效),X_{it}是一系列随时间变化的解释变量,X'_{it}是市值、集群研发环境和研发投入等解释变量,Z_i是不随时间变化的个体特征。考虑到医药公司绩效会随着时间变化而变化,模型还控制了时间趋势项$Time\_trend_t$。由于不同的省份市场环境不同,模型还进一步控制了省份固定效应。

(2)数据、变量和统计性描述

①数据来源和变量介绍

本书主要使用2012—2018年Wind数据库的178家沪深上市医药公司数据和相应的中国知识产权局收集的专利申请数据。此外,GMP认证数据来自国家食品药品监督管理总局药品审评中心(CDE)的公开数据,药物一致性评价信息来自米内网数据库。

本书的被解释变量是公司短期绩效ROA和长期绩效Z值。本书主要的解释变量包括销售净利率NPM、是否通过一致性评价Conformance、员工总数Staff、本科员工数Bachelor、博士员工数Doctor、总资产对数Ln_asset、发明专利申请数对数Ln_Invention[①]及其他控制变量(名称和含义在描述性统计表4—26中给出)。

---

① 这里采取数据加1再取对数的处理,下同。

表 4—26　　　　　　　　　变量定义及描述性统计

变量名	变量含义	均值	标准差	中位数
Invention	发明专利申请数	8.837	0.505	3
Total_appli	专利申请总数	12.150	0.789	3
Consistency	通过一致性评价药品数量	0.449	0.059	0
GMP	GMP 认证数量	0.578	0.029 6	0
RD	研发投入自然对数	17.19	0.082 0	17.52
ROA	资产收益率(衡量企业短期绩效)	8.364	0.221	7.347
Med_cluster	公司注册地集群研发环境①	1.898	0.054 0	1
Z_value	Z 值	9.426	0.352	5.280
Staff	员工总数	32.24	1.130	17.09
Bachelor	本科员工数(百人)	6.447	0.287	2.680
Master	硕士员工数(百人)	0.809	0.052	0.200
Doctor	博士员工数(百人)	5.537	0.640	0
Retained	留存收益是否为负,1=是,0=否	0.055	0.006	0
LEV	资产负债率	32.52	0.523	30.15
Ln_value	总市值自然对数	22.71	0.028 5	22.64
NPM	销售净利率	13.43	0.359	12.31
Fixed	固定资产/总资产	0.229	0.004	0.209
State	是否国有	0.190	0.011 2	0
Expense	销售费用/总资产	22.04	0.469	18.50
Age	企业年龄	17.41	0.162	17

②描述性统计

表 4—26 给出了所有变量的定义和描述性统计结果。由表 4—27 可知,发明专利申请数量和专利申请总数的均值分别是 8.837 和 12.150,中位数都为 3,说明大部分医药公司创新能力不高。Consistency 的均值是 0.097,说明只有约十分之

---

① 公司注册地集群研发环境赋值方法:上海=7,北京=6,台州=5,连云港=4,广州=3,成都=2,其他=1。

一的样本公司拥有通过一致性评价的药物(见表4—26)。公司平均年龄为17.41岁,平均拥有员工3 146人,其中本科员工644.7人,硕士员工80.88人,博士员工5.537人,每年平均拥有GMP认证0.578个。近五分之一的公司是国有企业,其余为私营企业(见表4—26)。

4.3.2 实证分析

(1)OLS回归

使用模型(4-3)回归可得到表4—27。表4—27表明,Invention和Consistency这两个代表研发创新的解释变量的回归系数都比较大,说明研发创新成果无论对医药企业的近期绩效还是远期绩效都起到巨大的支持作用。相对而言,Consistency更能代表医药企业的研发创新能力,是一种研发创新、管理创新的标志,也是质量的标志,更是进入医保目录、参与带量采购的基本条件,因此它对短期或长期绩效影响显著。具有通过一致性评价药品的企业拥有逐步转型成为仿创结合或专注创新药企业的条件,因此其对医药企业长期研发创新绩效的影响更大(见表4—27)。

表4—27　　　医药企业研发创新绩效影响因素:模型(4-3)OLS回归

被解释变量	M(1) ROA	M(2) ROA	M(3) Z_value	M(4) Z_value
Invention	0.286*** (0.107)	0.191* (0.109)	0.975*** (0.271)	0.585** (0.252)
Consistency	1.936*** (0.455)	1.921*** (0.458)	1.542 (1.150)	2.394** (1.064)
NPM销售净利率	0.487*** (0.010)	0.465*** (0.011)	0.289*** (0.026)	0.135*** (0.026)
Staff	2.633*** (0.254)	2.654*** (0.269)	−4.469*** (0.641)	−2.409*** (0.625)
Bachelor	−0.323*** (0.060)	−0.269*** (0.064)	1.423*** (0.153)	0.984*** (0.148)
Doctor	0.535*** (0.119)	0.694*** (0.124)	0.238 (0.302)	0.706** (0.288)
Ln_asset	−3.069*** (0.235)	−3.126*** (0.245)	0.104 (0.595)	−0.083 (0.569)
Master		−0.190** (0.082)		−0.331* (0.190)

续表

被解释变量	M(1) ROA	M(2) ROA	M(3) Z_value	M(4) Z_value
LEV		0.004 (0.008)		−0.338*** (0.020)
State		0.947*** (0.351)		2.433*** (0.814)
Expense		0.028*** (0.008)		0.000 (0.020)
Age		−0.120*** (0.025)		0.013 (0.059)
GMP		0.091 (0.129)		0.515* (0.300)
Fixed		−2.868** (1.130)		−3.755 (2.624)
Retained		−3.647*** (0.601)		4.730*** (1.396)
Constant	48.834*** (3.584)	52.309*** (3.835)	29.294*** (9.062)	34.591*** (8.903)
时间趋势	控制	控制	控制	控制
Observations	1 202	1 202	1 202	1 202
R-squared	0.680	0.703	0.214	0.386

注：括号内为标准误，*** $p<0.01$，** $p<0.05$，* $p<0.1$。

Bachelor 对近期研发创新绩效有明显的负向影响,但对长期研发创新绩效呈正向影响,这可能与硕士研究能力可以推动未来新药研究有关。Doctor 为正值,说明博士人员与近期和远期医药企业研发创新绩效呈正相关。Master 为负值,说明学士人员的人力资本不能满足研发创新密集型医药企业提高研发创新绩效的要求。

销售净利润率是医药企业研发创新绩效的核心支持要素,无论短期还是长期绩效都需要销售净利润率的支撑。不过,销售净利润率对短期研发创新绩效影响大于长期研发创新绩效。

员工总量也是一个规模变量,对短期的绩效具有明显的正效应。这主要是因为短期内医药企业盈利模式依然依靠跑量生产,面对激烈的竞争,成本控制是关键,依托相对廉价的劳动力(特别是营销员),可以相对降低成本,获得较大的市场规模和绩效。但长期绩效主要依靠创新支持,普通员工越多则越不利于研发创新长期绩效的提升。

在中国,企业越老越不利于短期绩效的提升,主要因为时间越长,退休职工越多,负担越大,以致对短期绩效造成负面影响。

销售费用对短期的盈利有好处,但对长期绩效没有影响。这主要是因为多数企业主要生产普药和仿制药,这类药的市场垄断较弱,多处于过度竞争状态,投入销售费用越多,获得的市场份额越大,故而支持了短期绩效的提高。

固定资产是负值,说明医药企业不该是重资产企业,总资产的利润率为负值也说明了这一点。由于医药产业是研发密集型、专业性很高的产业,在分工日趋细致的今天,新药研发的不同阶段可以交由不同的专业人员或机构完成,不需要一应俱全的人员、设备、厂房等,因此医药企业基本属于轻资产行业部门,过重的资产将成为企业的负担,不利于企业短期绩效提高,也不利于长期绩效提高。

国有企业变量具有较大的正系数,说明国有属性对短期和长期的绩效影响都很大。因为国有属性代表了信誉、稳定、政府保障和支持,有利于企业贷款、销售及人才招聘,故而成为企业绩效的保障。

使用模型(4—4)回归可得到表4—28。表4—28表明,Invention支持提升短期研发创新绩效;Bachelor对短期和长期医药企业研发创新起到积极作用;Doctor对医药企业未来长期研发创新绩效起到关键作用;上市公司市值大小明显影响医药企业短期和长期的研发绩效,尤其对长期研发绩效的支持作用更大;RD对医药企业长期研发创新绩效起到明显的支持作用,对短期医药企业的研发创新绩效不起作用;Expense支持医药企业短期研发创新绩效,却损害长期研发创新绩效;Retained支持医药企业长期研发创新绩效,却对短期绩效起负向作用(见表4—28)。

表4—28　　　　医药企业研发创新影响因素:模型(4—4)OLS回归

被解释变量	M(1)	M(2)	M(3)	M(4)
	ROA	ROA	Z_value	Z_value
NPM	0.396*** (0.010)	0.375*** (0.010)	0.308*** (0.032)	0.159*** (0.031)
Consistency	0.147*** (0.056)	0.069 (0.056)	0.163 (0.183)	0.081 (0.170)
Staff	−0.017*** (0.005)	−0.019*** (0.005)	−0.160*** (0.017)	−0.111*** (0.017)

续表

被解释变量	M(1) ROA	M(2) ROA	M(3) Z_value	M(4) Z_value
Bachelor	0.085*** (0.023)	0.129*** (0.027)	0.148** (0.073)	0.277*** (0.080)
Doctor	−1.044* (0.617)	1.084 (0.875)	5.813*** (1.995)	10.760*** (2.641)
Ln_value	0.839*** (0.182)	0.753*** (0.185)	3.062*** (0.588)	2.616*** (0.558)
Invention		0.266*** (0.095)		0.335 (0.288)
Master		−0.439*** (0.145)		−1.070** (0.439)
RD		0.071 (0.073)		0.369* (0.221)
Med_cluster		−0.150 (0.107)		−0.087 (0.323)
LEV		−0.007 (0.008)		−0.363*** (0.023)
State		0.125 (0.315)		2.007** (0.951)
Expense		0.062*** (0.007)		0.011 (0.022)
Age		−0.033 (0.026)		0.049 (0.078)
GMP		0.023 (0.109)		0.209 (0.329)
Fixed		1.040 (1.034)		4.046 (3.121)
Retained		−1.498** (0.608)		4.601** (1.835)
Constant	−17.840*** (4.131)	−14.016*** (4.410)	−60.376*** (13.367)	−33.110** (13.307)
时间趋势	控制	控制	控制	控制
省份固定效应	控制	控制	控制	控制
Observations	1 003	1 003	1 003	1 003
R-squared	0.745	0.773	0.347	0.499

注：括号内为标准误，*** $p<0.01$，** $p<0.05$，* $p<0.1$。

(2) 随机效应模型估计

本书的数据是跨度 7 年的非平衡面板数据。由于存在一些不随时间变化的主要解释变量,如 Consistency 等,固定效应模型在这里不适用。这里使用模型(4—3)的随机效应做进一步分析,相应的回归结果见表 4—29。

表 4—29　　　　医药企业研发创新绩效:模型(4—3)随机效应回归

被解释变量	M(1) ROA	M(2) ROA	M(3) Z_value	M(4) Z_value
NPM	0.477*** (0.026)	0.463*** (0.010)	0.289*** (0.010)	0.076*** (0.026)
Conformance	2.475*** (0.887)	2.220** (0.882)	1.542 (1.150)	1.772 (1.780)
Staff	2.692*** (0.340)	2.969*** (0.350)	−4.469*** (0.641)	−3.567*** (0.818)
Bachelor	−0.408*** (0.063)	−0.371*** (0.072)	1.423*** (0.153)	1.045*** (0.175)
Doctor	0.310** (0.134)	0.396*** (0.134)	0.238** (0.302)	0.372** (0.330)
Ln_asset	−3.087*** (0.319)	−3.404*** (0.332)	0.104 (0.595)	0.806 (0.766)
Invention	0.105 (0.113)	0.021 (0.111)	0.975*** (0.271)	0.765*** (0.275)
Master		−0.093 (0.100)		0.237 (0.239)
LEV		−0.002 (0.009)		−0.335*** (0.022)
State		0.549 (0.577)		0.826 (1.254)
Expense		0.039*** (0.010)		−0.053** (0.025)
Age		−0.090* (0.050)		0.060 (0.100)
GMP		0.028 (0.113)		0.230 (0.290)
Fixed		−1.295 (1.225)		−2.339 (3.020)
Retained		−4.790*** (0.675)		1.798 (1.644)
Constant	48.834*** (3.584)	52.309*** (3.835)	29.294*** (9.062)	34.591*** (8.903)
时间趋势	控制	控制	控制	控制
Observations	1,202	1,202	1,202	1,202
R-squared	0.680	0.703	0.214	0.386

注:括号内为标准误,*** p<0.01,** p<0.05,* p<0.1。

表 4—29 表明,从长期绩效来看,Conformance 在 M(3) 和 M(4) 中的系数分别是 1.542 和 1.772,说明通过一致性评价的药品可以影响医药企业长期绩效。Invention 在 M(3) 和 M(4) 中的系数分别是 0.975 和 0.765,说明今天的专利和研发是明天的效益,符合医药产业的基本规律。Bachelor 在 M(1) 和 M(2) 中的系数为负,说明它对医药企业研发创新的短期绩效产生负面影响,主要是说人员可能分摊了研发资本,导致医药企业研发创新绩效降低。Bachelor 在 M(3) 和 M(4) 中的系数分别是 1.423 和 1.045,再次说明研发创新对医药企业长期绩效的重要性。Conformance 的系数在 M(1) 和 M(2) 中的系数分别为 2.475 和 2.220,仅次于员工数量的回归系数,说明一致性评价药品对医药企业短期绩效影响十分明显,这主要是因为通过一致性评价后不仅证明了药品的疗效值得信赖,也证明了企业的实力较强,在市场上占有明显优势,自然支持了企业绩效。Doctor 具有正系数,说明博士人员数量和净利润对医药企业研发创新短期绩效和长期绩效都具有明显的正影响。

就短期绩效而言,职工总量对企业研发创新短期绩效的正向回归系数最大,说明企业规模越大,对企业短期绩效的影响越大,说明近期医药企业延续长期以来的发展模式,靠跑量生产和大规模营销获取利润,规模经济优势比较明显。NPM 也具有正系数,说明博士人员数量和净利润对医药企业短期绩效的正影响明显。Ln_asset 对医药企业短期绩效影响为负且回归系数很大,表明医药产业属于轻资产产业,过多厂房设备反而对企业短期绩效产生负面影响。Retained 为显著的负值,说明留存收益大于零对企业绩效产生短期的正效应。Expense 具有较小的正系数,说明销售费用的增加可以提高企业短期绩效。Age 的系数为 −0.09,说明企业越老其负担越多,成为影响企业短期绩效的负面因素。

就长期绩效而言,职工规模对企业研发创新长期绩效起到显著的负面影响。因为从长期来看,医药企业的发展需要研发创新驱动,当前的人力资源结构下研发人员比重过低,导致其对企业长期绩效呈现负面影响。NPM 在 M(3) 和 M(4) 中的系数分别是 0.289 和 0.076,说明净利润是"王道",是支持医药企业长期绩效最直接的核心要素。Expense 和 LEV 在 M(4) 中的系数分别为 −0.053 和 −0.335,说明过多的销售费用的确占用医药企业的研发资金,伤害医药企业的未来绩效。负债率过高也会成为医药企业未来绩效的负面影响因素。

利用模型(4—4)的随机效应回归,得到表 4—30。表 4—30 表明,Invention、Doctor、Bachelor、Consistency 对医药企业长期研发创新绩效起到明显的支持作用,Med_cluster 和 RD 对医药企业研发创新绩效影响不显著,NPM 和 Ln_value 无论对短期还是长期的研发创新绩效都具有明显的支持作用。

表 4—30　　　　　　　　利用模型(4—4)的随机效应回归

被解释变量	M(1) ROA	M(2) ROA	M(3) Z_value	M(4) Z_value
NPM	0.410*** (0.009)	0.401*** (0.009)	0.308*** (0.032)	0.063** (0.026)
Consistency	0.139* (0.106)	0.094 (0.102)	0.163* (0.183)	−0.093 (0.324)
Staff	−0.012 (0.008)	−0.011 (0.008)	−0.160*** (0.017)	−0.102*** (0.024)
Bachelor	0.009 (0.030)	0.036 (0.032)	0.148** (0.073)	0.228** (0.099)
Doctor	0.543 (0.656)	0.853 (0.912)	5.813*** (1.995)	1.974 (2.794)
Ln_value	0.801*** (0.172)	0.802*** (0.174)	3.062*** (0.588)	4.030*** (0.533)
Invention		0.011 (0.100)		0.348* (0.306)
Master		−0.135 (0.156)		−0.090 (0.479)
RD		0.021 (0.060)		−0.034 (0.182)
Med_cluster		−0.049 (0.187)		−0.444 (0.591)
LEV		−0.007 (0.008)		−0.344*** (0.024)
State		0.368 (0.480)		−1.504 (1.496)
Expense		0.064*** (0.009)		−0.066** (0.028)
Age		−0.027 (0.046)		0.044 (0.147)
GMP		0.017 (0.093)		0.001 (0.284)
Fixed		1.789 (1.147)		4.522 (3.519)
Retained		−2.921*** (0.632)		2.625 (1.935)

续表

被解释变量	M(1) ROA	M(2) ROA	M(3) Z_value	M(4) Z_value
Constant	−14.763*** (4.017)	−16.316*** (4.223)	−60.376*** (13.367)	−63.730*** (12.975)
时间趋势	控制	控制	控制	控制
省份固定效应	控制	控制	控制	控制
Observations	1 003	1 003	1 003	1 003

注：括号内为标准误，*** $p<0.01$，** $p<0.05$，* $p<0.1$。

(3) 系统 GMM 模型估计

医药公司的绩效可能受到之前绩效的影响，因此本书进一步使用动态面板模型进行回归。具体而言，本书在解释变量中引入被解释变量的滞后一期，并利用被解释变量的滞后三期和四期作为工具变量，利用模型(4—3)和模型(4—4)的系统 GMM 法进行估计，回归结果分别见表 4—31 和表 4—32。表 4—31 和表 4—32 的结果大致相同，Invention 和 Doctor 对短期和长期的研发创新绩效都起到明显的支持作用，Conformance 和 Staff 对短期研发创新绩效起到积极的推动作用，Bachelor 对短期研发创新绩效起到负面支持，对长期研发创新绩效起到积极的支持作用。

表 4—31　　模型(4—3)系统 GMM 模型回归

被解释变量	M(1) ROA	M(2) ROA	M(3) Z_value	M(4) Z_value
L.ROA	0.154* (0.082)	0.080 (0.086)	—	—
L.Z_value	—	—	1.006*** (0.087)	0.948*** (0.080)
NPM	0.409*** (0.039)	0.413*** (0.039)	0.081** (0.041)	0.026 (0.034)
Conformance	1.858*** (0.617)	1.805*** (0.599)	−0.368 (0.536)	0.702 (0.703)
Staff	2.329*** (0.316)	2.488*** (0.377)	−0.834 (0.791)	0.100 (0.827)
Bachelor	−0.317*** (0.082)	−0.281*** (0.084)	0.543** (0.211)	0.450** (0.185)

续表

被解释变量	M(1) ROA	M(2) ROA	M(3) Z_value	M(4) Z_value
Doctor	0.460*** (0.173)	0.668*** (0.185)	0.059* (0.216)	0.139 (0.285)
Ln_asset	−2.716*** (0.359)	−2.958*** (0.417)	−0.561 (0.518)	−0.687 (0.648)
Invention	0.449* (0.246)	0.156 (0.245)	0.824* (0.685)	0.566 (0.695)
其他控制变量	否	控制	否	控制
时间趋势	控制	控制	控制	控制
AR(1)p值	0.041	0.110	0.000	0.000
AR(2)p值	0.703	0.618	0.244	0.333
p值	0.022	0.360	0.024	0.030
Observations	1 046	1 046	1 046	1 046

注：括号内为标准误，*** $p<0.01$，** $p<0.05$，* $p<0.1$。

表 4—32　　　　　　模型(4—4)系统 GMM 模型回归

被解释变量	M(1) ROA	M(2) ROA	M(3) Z_value	M(4) Z_value
L.ROA	0.218*** (0.049)	0.228*** (0.049)		
L.Z_value			0.201*** (0.069)	0.157** (0.063)
NPM	0.402*** (0.033)	0.356*** (0.040)	0.155** (0.064)	0.090** (0.046)
Consistency	1.414** (0.643)	1.334** (0.651)	2.424 (2.160)	1.619 (1.807)
Staff	−0.000 (0.008)	−0.013 (0.009)	−0.121*** (0.032)	−0.060** (0.026)
Bachelor	0.043 (0.029)	0.085*** (0.033)	−0.017 (0.127)	0.007* (0.139)
Doctor	−0.507 (0.931)	2.440** (1.037)	6.177* (3.456)	4.889 (3.348)
Ln_value	0.009 (0.303)	0.044 (0.298)	4.488*** (0.908)	5.860*** (1.575)
其他控制变量	否	控制	否	控制

续表

被解释变量	M(1)	M(2)	M(3)	M(4)
	ROA	ROA	Z_value	Z_value
时间趋势	控制	控制	控制	控制
省份固定效应	控制	控制	控制	控制
Observations	882	882	882	882

注：括号内为标准误，*** $p<0.01$，** $p<0.05$，* $p<0.1$。

(4) 异质性分析

使用模型(4—3)对地区结构、医药行业细分类型、所有制结构等异质性因素进行回归，分别得到表4—33、表4—34和表4—36。利用模型(4—4)分别对医药行业细分类型、所有制结构等异质性因素进行检验，得到表4—35和表4—37。

表4—33　　　　东、中、西部分地域回归：模型(4—3)随机效应

被解释变量	ROA			Z_value		
	东部	中部	西部	东部	中部	西部
NPM	0.581*** (0.017)	0.434*** (0.019)	0.412*** (0.017)	0.111** (0.049)	0.061 (0.045)	0.080* (0.048)
Conformance	2.565*** (0.987)	1.136 (1.954)	1.245 (2.958)	3.236 (2.429)	−2.957 (2.722)	6.214 (5.118)
Staff	3.422*** (0.458)	2.119** (0.993)	2.118*** (0.744)	−3.864*** (1.262)	−3.544** (1.777)	−4.554*** (1.765)
Bachelor	−0.285*** (0.092)	−0.350** (0.153)	−0.337** (0.156)	0.988*** (0.259)	0.712** (0.303)	1.671*** (0.411)
Doctor	0.252 (0.161)	0.165 (0.375)	0.646** (0.283)	0.891** (0.454)	0.047 (0.833)	−0.768 (0.781)
Ln_asset	−3.674*** (0.426)	−1.933** (0.856)	−2.903*** (0.737)	1.353 (1.153)	3.241** (1.538)	−0.231 (1.741)
Invention	0.131 (0.145)	0.077 (0.213)	−0.211 (0.247)	0.944** (0.410)	1.414*** (0.483)	0.462 (0.683)
其他控制变量	控制	控制	控制	控制	控制	控制
时间趋势	控制	控制	控制	控制	控制	控制
Observations	677	185	244	677	185	244

注：括号内为标准误，*** $p<0.01$，** $p<0.05$，* $p<0.1$。

表 4—34　　　　　按中药和西药分组回归:模型(4—3)的随机效应

被解释变量	ROA		Z_value	
	中药	西药	中药	西药
NPM	0.384*** (0.012)	0.570*** (0.016)	0.050* (0.030)	0.120*** (0.043)
Conformance	2.437 (1.785)	1.514 (0.925)	1.903 (2.241)	2.062 (2.380)
Staff	2.676*** (0.529)	3.134*** (0.434)	−1.262 (1.040)	−5.153*** (1.148)
Bachelor	−0.318*** (0.102)	0.350*** (0.092)	0.931*** (0.221)	1.186*** (0.247)
Doctor	0.339 (0.222)	0.318** (0.158)	0.119 (0.504)	0.538* (0.426)
Ln_asset	−2.164*** (0.538)	−3.854*** (0.387)	−1.357 (0.989)	1.916* (1.024)
Invention	0.131 (0.163)	−0.081 (0.141)	0.709* (0.369)	1.030*** (0.380)
其他控制变量	控制	控制	控制	控制
时间趋势	控制	控制	控制	控制
Observations	484	718	484	718

注:括号内为标准误,*** $p<0.01$,** $p<0.05$,* $p<0.1$。

表 4—35　　　　　按公司分类回归:模型(4—4)的系统 GMM 回归

被解释变量	ROA		Z_value	
	中药	西药	中药	西药
NPM	0.025 (0.047)	0.122 (0.081)	0.025 (0.047)	0.122 (0.081)
Consistency	0.019 (4.946)	1.844 (2.338)	0.019 (4.946)	1.844 (2.338)
Staff	−0.054 (0.090)	−0.094** (0.040)	−0.054 (0.090)	−0.094** (0.040)
Bachelor	0.108 (0.249)	0.095* (0.133)	0.108 (0.249)	0.095* (0.133)
Doctor	6.382 (14.000)	10.566*** (3.606)	6.382 (14.000)	10.566*** (3.606)
Ln_value	6.331*** (1.030)	5.754*** (1.556)	6.331*** (1.030)	5.754*** (1.556)
其他控制变量	控制	控制	控制	控制
时间趋势	控制	控制	控制	控制

续表

被解释变量	ROA		Z_value	
	中药	西药	中药	西药
省份固定效应	控制	控制	控制	控制
Observations	380	502	380	502

注:括号内为标准误,*** $p<0.01$,** $p<0.05$,* $p<0.1$。

表4—36　　按是否国有企业分组回归:模型(4—3)随机效应模型

被解释变量	ROA		Z_value	
	国有	非国有	国有	非国有
NPM	0.411*** (0.013)	0.470*** (0.012)	0.129** (0.057)	0.056** (0.029)
Conformance	0.014 (1.593)	2.073** (0.981)	−2.619 (5.529)	2.029 (1.782)
Staff	0.910* (0.501)	3.238*** (0.420)	−1.432 (1.942)	−2.989*** (0.898)
Bachelor	0.054 (0.104)	−0.426*** (0.084)	0.907** (0.427)	1.022*** (0.189)
Doctor	0.219 (0.215)	0.456*** (0.154)	−0.860 (0.893)	0.589* (0.353)
Ln_asset	−0.676 (0.478)	−3.847*** (0.394)	−0.048 (1.843)	0.100 (0.832)
Invention	−0.101 (0.153)	0.066 (0.130)	0.127 (0.632)	0.866*** (0.301)
其他控制变量	控制	控制	控制	控制
时间趋势	控制	控制	控制	控制
Observations	234	968	234	968

注:括号内为标准误,*** $p<0.01$,** $p<0.05$,* $p<0.1$。

表4—37　　按是否国有企业分组回归:模型(4—4)的系统GMM模型

被解释变量	ROA		Z_value	
	国有	非国有	国有	非国有
NPM	2.607 (1.933)	0.113** (0.045)	2.607 (1.933)	0.113** (0.045)
Consistency	−464.620 (307.774)	2.157 (2.186)	−464.620 (307.774)	2.157 (2.186)

续表

被解释变量	ROA		Z_value	
	国有	非国有	国有	非国有
Staff	0.405 (0.803)	−0.163*** (0.035)	0.405 (0.803)	−0.163*** (0.035)
Bachelor	3.904 (3.479)	0.240** (0.122)	3.904 (3.479)	0.240** (0.122)
Doctor	−22.482 (260.602)	8.518* (4.371)	−22.482 (260.602)	8.518* (4.371)
Ln_value	25.233* (14.268)	6.409*** (1.261)	25.233* (14.268)	6.409*** (1.261)
Invention	−0.101 (0.153)	0.066 (0.130)	0.127 (0.632)	0.866*** (0.301)
其他控制变量	控制	控制	控制	控制
时间趋势	控制	控制	控制	控制
省份固定效应	控制	控制	控制	控制
Observations	234	968	234	968

注：括号内为标准误，*** $p<0.01$，** $p<0.05$，* $p<0.1$。

表 4—33 表明 Conformance 对东部短期绩效起到支持作用。Staff 对短期研发创新绩效起到积极支持作用，对长期研发创新绩效起到负向作用。Bachelor 对短期研发创新绩效起到负向支持作用，对长期研发创新绩效起到正向支持作用，而且这在西部表现最为明显，其次是东部，再次是中部。Doctor 对西部短期研发创新绩效起到明显支持作用；在长期研发创新绩效方面，只对东部起到支持作用，对中西部的影响不显著。

表 4—34 和表 4—35 表明，Doctor 和 Bachelor 对西药企业的短期和长期研发创新绩效起到明显的支持作用；Invention 主要对长期研发创新绩效起到积极作用，对短期研发创新绩效不起作用。

表 4—36 和表 4—37 表明，Conformance、Doctor、Bachelor 对非国有企业研发创新绩效起到支持作用，而 Invention 仅对长期研发创新绩效起到支持作用。

4.4 结　论

通过 OLS 回归、随机效应模型回归和系统 GMM 回归，可以发现，医药上市公司集群研发环境、通过一致性评价、GMP、研发投入、公司规模对专利申请均有促进作用。值得注意的是，本科员工在一定程度上阻碍医药公司创新，这可能是因为本科员工不能胜任医药方面的研发创新，而且挤占研发资源，对医药公司研发创新起到负面影响。

专利对医药企业的短期绩效和长期绩效都起到巨大的支持作用。一致性评价更能代表医药企业的研发创新能力，是一种研发创新、管理创新的标志，也是质量的标志，更是进入医保目录、参与带量采购的基本条件，因此对短期或长期绩效影响显著。具有通过一致性评价药品的企业拥有逐步转型为仿创结合或专注创新药企业的条件，因此其对医药企业长期研发创新绩效影响更大。

硕士人员对近期研发创新绩效有明显负向影响，但对长期研发创新绩效呈现正向影响，这与硕士研究能力可以推动未来新药研究有关。博士人员对短期和长期医药企业研发创新绩效均呈正相关。本科人员数量不能满足研发创新密集型医药企业提高研发创新绩效的要求。

RD对医药企业长期研发创新绩效起到明显的支持作用，对短期医药企业的研发创新绩效不起作用。

销售净利润率是医药企业研发创新绩效的核心支持要素，无论短期还是长期绩效都需要销售净利润率的支撑。不过销售净利润率对短期研发创新绩效影响大于长期研发创新绩效。

员工总量也是一个规模变量，对短期绩效具有明显的正效应。这主要是因为短期内医药企业的盈利模式依然依靠跑量生产。面对激烈的竞争，成本控制是关键，依托相对廉价的劳动力（特别是营销员），可以相对降低成本，获得较大市场规模和绩效。但长期绩效主要依靠创新支持，普通员工越多越不利于研发创新绩效的提升。

在中国，企业越老越不利于短期绩效的提高，这主要是因为时间越长，退休职工越多，负担越大，进而影响短期绩效的提升。

销售费用对短期的营利有好处，但对长期绩效没有影响。这主要是因为多数企业主要生产普药和仿制药，这类药对市场的垄断较弱，多处于过度竞争状态，投入销售费用越多获得的市场份额越大，故其仅支持短期绩效的提高。

固定资产是负值说明医药企业不该是重资产企业，总资产的利润率为负值也说明了这一点。由于医药产业是研发密集型、专业性很高的产业,在分工日趋细致的今天,新药研发的不同阶段可以交由不同的专业人员或机构完成,不需要一应俱全的人员、设备、厂房等,因此医药企业基本属于轻资产行业部门,过重的资产将成为企业的负担,不利于企业短期绩效的提高,亦不利于企业长期绩效的提高。

国有企业变量具有较大的正系数,说明国有属性对企业短期和长期的绩效影响都很大。国有属性代表了信誉、稳定、政府保障和支持,有利于企业的贷款、药品销售及人才招聘,因此成为企业绩效的保障。企业利润留成会支持医药企业长期研发创新绩效,却对短期绩效起负向作用。

第5章 医药研发创新的制约因素及其对策

5.1 医药新政下医药研发创新的制约因素

5.1.1 缺乏大型跨国公司及其整合作用

大型医药企业或跨国公司为了充分利用不同医药产业集群的优势资源,吸收不同集群的技术,开拓不同集群的腹地市场,营造合理的研发网络、生产网络、营销网络和信息网络,均努力在不同的医药产业集群内布局研发机构、生产组织、营销机构或相关的办事机构,使自身成为各产业集群的重要组成部分,这有效地促进了自身集群及不同医药产业集群的研发创新能力。如辉瑞、强生等凭借自己的规模优势,在全球主要医药产业集群遍设子公司或分支机构,以获得广泛的销售市场。在此过程中,跨国公司及其子公司迎合所在集群的发展,不断调整研发创新战略,提升自身研发创新能力,也提升了医药产业整体的研发创新能力。

巨型公司的发展水平是医药产业发展水平和医药研发创新水平的标尺。全球医药和生物技术产业中,最大的25个公司的销售收入从2006年的4 479亿美元上升到2015年的5 689亿美元,其平均销售收入也从179亿元增加到228亿美元(见表5—1)。由此可见,医药产业的发展和研发创新需要巨型医药企业支持。

表 5—1　　　　　全球制药公司医药与生物技术销售收入　　　单位:10亿美元,%

年份	Top25	其他制药企业	总计	Top25占全球比重
2006	447.9	86.1	534	83.88
2007	485.9	99.4	585.3	83.02
2008	505.9	114.4	620.3	81.56
2009	530.8	128.1	658.9	80.56
2010	576.9	143.3	720.1	80.11
2011	594.5	162.4	756.9	78.54
2012	569.5	184	753.5	75.58
2013	561.6	190.4	751.9	74.69
2014	564.8	196.4	761.3	74.19
2015	568.9	205.9	774.8	73.43

资料来源:GAO. Drug industry: Profits, research and development spending, and merger and acquisition deals, November 17, 2017.

相比之下,我国医药产业集群中的核心企业规模小,产业集中度低,国际化程度更是极为有限。如恒瑞、海正、华海、上海医药、复星、扬子江等已经成为我国医药产业的旗舰企业,但与海外跨国公司相比,规模仍然较小,技术水平、研发水平和综合研发实力也相去甚远,难以大规模地广泛开展高投入、高风险的新药研发,这制约了中国医药行业研发创新的发展。因此,中国医药研发创新亟待巨型医药企业的快速发展来支持。

5.1.2　缺乏国际一流的大学与研发机构

欧美医药企业的经验表明,大学、研发机构是医药专利技术产生的重要"母机"。欧美的许多医药企业本是大学或研发机构的实体,条件成熟后脱离母体而成为独立的企业,或者是大学或研发机构为了产业化其研发成果,而以相关成果与投资公司或其他有关企业或个人共同组建的企业。因此,大学、国家实验室、大型研发机构集聚区往往形成研发驱动型医药产业集群。大学和研发机构越强,研发成果质量越高,数量越众,它们的附属机构也越多,就会形成众多医药企业,尤其会形成众多的医药技术公司,进而形成高等级的研发型医药产业集群。英国的剑桥大学、牛津大学即各自形成发达的医药产业集群,具有很强的研发创新能力。

美国医药产业研发能力最强,这与其具有全球最多的一流大学息息相关。2007—2011年世界最有影响的50所大学中,美国占34所。从这些大学的科学出版物所展现的学术研究来看,农生科学、生物化学基因、分子生物学、神经科学、药学等一直是学界关注的热点。在这些领域,美国大学占30%左右的份额。这是美国医药产业科技体系牢牢控制关键产业研发的根本和凭借,是其能够控制医药产业链条上游研发设计的根本原因。这一环节带来的新技术的数量、结构、更换节律控制着产业创新的规模、速度和水平[①]。

美国的新泽西州、宾夕法尼亚州、纽约州、北卡罗来纳州、特拉华州、加利福尼亚州、马萨诸塞州等地区医药产业集群和强大研发能力的形成,与这些州具有世界一流的大学和国家实验室等大型研发机构群有着密切关系。由于这些集群有着很好的发展环境与增长潜力,许多大型医药企业特别是跨国公司争相在其中布局子公司、研发机构,进行购并或组建战略联盟等活动,进一步强化了集群之间的研发创新联系。大学和研发机构源源不断的新发明和新专利不但转让于本群企业,还转让于群外企业,获取源源不断的研发资金支持,满足医药企业的研发创新需求。而且,其他医药产业集群的企业也会委托这些大学和研发机构进行研发,或者与这些研发机构和大学联合研发创新。

目前,我国主要医药产业集聚区的研发创新也得益于我国相关重点大学和研究机构的大力支持。如长三角地区是当前中国医药技术研发创新最强的地区之一,这里有中科院上海分院、中国药科大学、南京大学、上海交通大学、复旦大学、同济大学、浙江大学及数十家医药类国家重点实验室和工程中心,吸引、集聚了大量医药研发中心和研发创新型医药企业,成为我国最重要的医药产业研发创新中心。但总体而言,我国医药研究机构和大学与世界一流的医药研发机构和大学还存在一些差距,能支持医药产业的一流大学及国家重点实验室和其他研发机构孵化的化学药物公司较少,产学研结合及产业化水平不高,以致一段时间以来我国医药研发主要以仿制研发为主,这限制了医药行业的研发创新。

---

① Scopus custom data.

5.1.3 缺乏高水平的 CRO

CRO 即 Contract Research Organization 的缩写,是一类学术性或商业性的科研机构,它通过合同的形式向制药企业提供新药研究乃至生产的各个领域和阶段性的服务。

CRO 公司凭借自身网络和专业化服务,在组织跨集群资源和项目时长袖善舞,具有推动集群互动和高效研发创新的特色机制,可为制药企业节省大量的新药研发成本。美国的一项调查表明,CRO 承担的项目与企业自身承担的项目相比,可以节省 4~5 个月的时间,增加 1.2 亿~1.5 亿美元的潜在收入。因此,越来越多的国际医药公司开始把药物研发外包给 CRO。2009 年 CRO 承担了全球近 1/3 的新药开发的组织工作,参与了 2/3 临床Ⅱ期和临床Ⅲ期的试验[1]。目前,CRO 服务的全球市场以每年 20%~25% 的速度增加,市场份额从 1998 年的 71.9 亿美元上升到 2013 年的 552 亿美元。预计全球医药产业在未来几年内将产生一个超过 1 000 亿美元的 CRO 市场。

随着"4+7"的扩面扩容,我国的药品带量采购政策在带来药品降价、为患者减少支付压力的同时,倒逼制药企业重视研发创新。但是,新药研发面临着巨大的风险和投入,即使进行仿制(药)创新,也面临着技术能力、速度和成本的竞争。为了节省研发成本,缩短研发周期,提高研发创新效率,分散风险,研发外包也成为我国许多医药企业的选择。随着海外研发外包订单的增加,国内工程师的红利提高,国内医药研发创新需求迅速增长,我国 CRO 也迅速发展起来。如 2019 年前三季度,泰格医药、康龙化成、凯莱英的净利润增速分别达 66%、46% 和 40%[2]。但是,由于起步较晚,我国 CRO 市场规模很小、层次很低,长期以来,国内 CRO/CMO/CDMO 等组织主要从事低端的仿制药品的研发。因此,CRO 乃至 CMO/CDMO 的发展滞后也是制约我国医药产业研发创新的重要原因。

---

[1] Frost & Sullivan.
[2] 金融界. 三季报药企研发投入增幅超 30% 创新药"全球新"指日可待[EB/OL](2019-11-01). https://www.yuncaijing.com/news/id_13607169.html.

5.1.4 新药研发不足

发达的新药研发是医药行业总体研发创新强大的标志。但新药研发难度很大,高风险、长时间和高投入是新药研发的基本特征。《自然》的一项统计表明,一个新药从开始研发到上市销售,整个过程大约需要 26 亿美元及 10 年以上的时间;美国的经验也表明,一个新药的研发大约需要 25 亿美元资金及 15 年的时间。我国刚刚审批上市的"九期一"的研究则历时 22 年,累计投入超过 30 亿元人民币。而且,从临床前研究到三期临床,再到审批上市乃至四期临床研究,新药研制成功的概率不足 10%。如治疗阿尔茨海默病的新药在"九期一"之前的 17 年都是空白,该领域新药研发成功的概率为 0.1%。

通常情况下,新药研发需要以某一大型制药企业为核心,联合其他医药研发机构、大学及企业或组织共同完成,需要动用多个医药产业集群资源,整合其力量。而新药一旦研发成功,就会形成垄断力,在全球若干医药产业集群内布局生产和营销,进而促成了生产和营销领域的互动,形成一个长长的产业链。长期以来,我国企业大多以仿制研发为主,研发投入少,研发定位低,无法激发相关研发主体的高层次研发"抱负",研发项目对资源的整合能力较弱,研发网络的编织稀疏而狭小,这限制了医药企业研发创新的发展。如 2001—2018 年国家药监局只批准了 32 款原研新药,平均每年不足 1.8 款。2018 年国家药监局受理 1 类创新药注册申请 448 件,涉及 222 个品种,其中临床申请 403 件,涉及 198 个品种,上市申请 45 件,涉及 24 个品种[①]。

2008 年是我国新药创制专项的肇始之年。2002—2008 年,我国 1.1 类化药申报临床 129 个。截至 2018 年 6 月,批准上市 17 个,上市成功率为 13.2%。2009—2017 年,我国 1.1 类化药申报临床 424 个,上市申请 3 个。截至 2018 年,已批准临床 338 个,上市 1 个。2001—2008 年,我国治疗用生物制品(1 类+2 类)申报临床 141 个,截至 2018 年 6 月批准上市 12 个,上市成功率 8.5%。2009—2017 年,治疗用生物制品(1 类+2 类)共申报临床 276 个,已批准临床 165 个,尚

---

① 国家药监局.2018 年度药品审评报告[EB/OL](2019-07-01). http://www.nmpa.gov.cn/WS04/CL2050/index_14.html.

无上市批准(截至2018年2月)。可见,在2008年我国开启新药创制专项后,迄今为止,创新药的数量并没能有效提高。

2001—2017年美国FDA共批准498个新分子实体(仅指NME/NLA,不包括新制剂/新适应症/复方药物);而2000—2018年2月中国仅批准了167个,为美国批准量的33.5%。进一步的分析结果显示,中国批准的药物基本上为进口药物,其中又以相对较老的药物为多。

从抗体药来看,目前全球有近70个抗体药上市,市场规模上千亿美元,而国产抗体药只有10个左右,进口抗体药则有12个,销售额不到100亿元人民币。由于我国抗体药研发面临工艺开发上的技术不到位、检测方法的差异化、GMP(Good Manufacturing Practices)生产的缺陷、临床试验的经验不足等诸多问题,至今还没有一个全新的抗体药拿到生产批文[①]。

我国新药创制能力严重不足,导致国人用药的可及性远没有得到满足。

5.1.5 大多数企业的发展战略有待提高

开放、专注与对新技术的渴求是推动医药产业研发创新的重要保证。因为主推创新产品的企业始终渴求技术进步,从而对高层次或深层次的产学研合作有着极大的追求。我国许多医药企业对此的理解,与西方发达国家相比,尚存在明显差距。如我国大多数大型集群企业的研发架构偏于内向型,国际化程度远远不够。而且在"能用自家的就不用别家的"思想引导下,这些企业的研发倾向于围绕自己原有的常规产品进行,对新技术的需求不大,因此研发活动的强度和动力相对不足,对通过互动促进产学研合作发展的意愿也有限。

我国大多数企业深受传统医药产业制度的影响,惯于组织常规药品的生产。如某企业一个事业部就能生产一两百种常规药品,几个事业部加起来能生产的常规药品达五六百种,每个事业部都是饱和生产。这有点像"多产写手",比较适应大规模的跑量扩产,而不太适应集中的精量化生产和研发新药品。而且,如此"大而全"的产品结构分散了人力、财力和物力,使之无暇将视野聚焦在研发创新上。

---

① 张俊祥,李靖,丁红霞,汤黎娜. 中国坐拥7000多家药企 为什么还缺创新药?[EB/OL](2018-09-29). https://baijiahao.baidu.com/s?id=1612925641574975954&wfr=spider&for=pc.

5.1.6 研发创新资产不足

医药研发创新资产严重不足,是制约我国医药研发创新的重要因素。

所谓研发创新资产,是指可以进一步研发或推动研发的处于临床前的研发药物,或处于上市前任意阶段的研发药物,或专门用于研发的技术、专利、许可,乃至有价值的研发设计或筛选模型等。当前,中国创新药的研发与世界发达国家平均水平有比较大的差距,医药研发创新资产严重稀缺。

目前,国内医药研发创新资产被持续高估。如有1~2个一类新进入Ⅰ期临床的公司,在西方发达国家,估值一般不超过2亿美元,在中国却可能超过10亿美元。在这种情况下,我国许多医药企业往往采取购买国外研发创新资产的形式来完成新药的研发创新。

这种资产购买在国际上并不罕见,通常是大型医药公司并购小的创新型医药公司的研发资产。而我国大多是小的医药公司购买国外大型医药公司的研发创新资产,这与国际上的常见现象形成了鲜明的对比。如再鼎医药(Zai lab)2014年成立,从BMS获得抗肝癌药"布立尼布"(Brivanib)的许可,从UCB获得治疗自身免疫疾病的单抗许可,从赛诺菲获得一个用于NSCLC的TKI和两种用于治疗慢性呼吸道疾病的药物许可,从韩美获得用于肺癌的TKI(HM61713)的许可;华领从罗氏引进2型糖尿病新药Sinogliatin(葡萄糖激酶激活剂,GKA);歌礼生物从罗氏引进丙肝药物Danoprevir;派格从辉瑞引进葡萄糖激酶激活剂(GKA);天境生物辉凌制药(Ferring Pharma)引进Olamkicept(白介素IL-6通路抑制剂),获得该药在亚洲地区针对自身免疫类适应症的开发和商业化的独家授权(见表5—2)。

表5—2 2017年以来部分国内外新药研发领域的合作情况

时间	国内企业	外资企业	合作金额	合作内容
2017—03—13	恩华药业	ZysisLtd	5亿美元	Zysis授予恩华一项独家许可,恩华将获得Zysis的相关技术及数据,进而在中国开展阿立哌唑长效制剂产品独家的开发及销售。
2017—03—27	贝达药业	Xcovery Holding Company	300万美元	贝达和Xcovery公司就X-396全球多中心Ⅲ期临床试验(中国区)进行合作。

续表

时间	国内企业	外资企业	合作金额	合作内容
2017-05-10	天士力	Pharnext	2 000万欧元	通过以500万欧元认购Pharnext新增发的普通股以及认购1 500万欧元的可转债来实现,合计可获得的Pharnext股权比例为12.59%;三方共同在中国天津设立一家基于Pharnext和天士力双发技术优势的药物研发平台公司(合营公司),将Pharnext目前正在研发的PXT3003药物在大中华区域内的权利一次性(200万欧元)转让给合营公司。
2017-07-06	百济神州	Celgene	近14亿美元	共同开发和商业化百济神州的PD-1抗体BGB-λ317,用于治疗实体肿瘤;百济神州将接手新基公司在中国的运营,拥有新基公司在中国获批产品的独家授权。
2017-08-29	泰格医药	EPS		泰格医药与EPS直接或间接控制的关联公司开展具体合作。
2017-11-28	紫鑫药业	Yale University	超过271万美元	测试并检验紫鑫基因测序平台;研究循环肿瘤细胞双链DNA断裂修复缺陷的方法;设计新方法用于确定肿瘤DNA总突变负荷;探讨骨骼肌抗肿瘤转移的生物学真相。
2017-12-01	常山药业	InnPharn		双方拟共同成立中外合资公司,在中国市场销售透明质酸类产品。
2017-12-04	天境生物	MorphoSys		天境生物公司拥有MOR202在大中华区所有后续开发和商业化的独家授权。
2018-02-01	万孚生物	AtIas Geooetics	200万英镑	AG公司以授权方式与万孚生物合作,就该平台在中国市场的研发、生产、注册和市场化独家授权。
2018-03-21	绿叶制药	Excel Bio Pharm Foundation		合作探索和开发用于下一代肿瘤免疫疗法的治疗型抗体。
2018-04-27	迪安诊断	Medicine	500万美元	迪安通过获取FMI全面基因组测序分析(CGP)相关技术的独家授权方式,建立迪安肿瘤精准诊断实验室。
2018-04-27	通化东宝	Adocia	5 000万美元	通化东宝将有偿获得BioChaperone Lispro的独家开发、生产并商业化的权利。
2018-05-03	恩华药业	Trevena、Kitov	250万美元	Trevena授予恩华一项独家许可专利,恩华将取得Trevena专利权下规定的权利及相关数据,进而在中国开展TRV130产品"授权适应症"的开发及销售。

续表

时间	国内企业	外资企业	合作金额	合作内容
2018-05-12	常山药业	Kitov	350万美元	常山药业将拥有在中国（包括香港、澳门和台湾）独家引进、生产和销售Kitov研发的用于治疗骨关节炎并发高血压症药物Consensi的权利。
2018-07-18	天士力	EA Pharma Co.,Ltd.		天士力将引进EA制药研发的一款针对晚期肾功能损害及血液透析所导致的继发性甲状腺功能亢进症（SHPT）患者的治疗药品——钙感应受体的变构调节剂。
2018-07-21	赛力斯	Caprico	1020万元人民币	合资设立武汉普瑞生物技术有限公司。
2018-08-06	康哲药业	Can-Fite BioPharm		获得CF101及CF102在中国的独家、永久、可转让、可分许可的研发、注册、生产和商业化产品的权利。
2018-09-13	天士力	ARBOR	2300万美元	Arbor公司将最高出资2300万美元的研发付款，与天士力共同进行复方丹参滴丸美国FDA临床开发研究和药改申报；天士力则将T89相关适应症在美国本土的独家销售权有偿许可给Arbor公司；双方将在临床质谱仪及配套试剂盒的开发、生产和销售等方面利用各自的优势，进行全面合作。
2018-09-19	康哲药业	VAXIMM AG		康哲获得VAXIMM AG现在控制的医药产品（现有领先产品为VXM01）、延伸线及将来独家拥有或控制的指定医药产品在中国及部分亚洲国家和地区的独家、永久、可转让、可分许可的研发和商业化产品的权利。
2018-11-16	天境生物	MorphoSys	1.05亿美元	天境生物公司拥有MOR202在大中华区、韩国地区的独家权益。
2018-12-16	信达生物中国生物	INCYTE	4000万美元	推进pemigatinib、itacitinib及parsaclisib的单药或联合治疗在中国内地及香港/澳门/台湾的临床开发与商业化。
2019-01-09	科技服务	Pillar Biosciences		设立合资企业并打造集癌症检测及研发、检测服务于一体的精准检测公司。
2019-01-10	贝达药业	Merus		贝达药业获得Merus公司独家授权，许可MCLA-129项目在中国的开发和商业化。

续表

时间	国内企业	外资企业	合作金额	合作内容
2019—01—16	绿叶制药	AstraZeneca		阿斯利康负责血脂康胶囊在中国大陆地区的独家推广,而绿叶制药继续持有该药品的资产权、商业销售权、全部知识产权等推广权以外的权利。
2019—01—29	康哲药业	Midatech Pharma		获得MTD201、MTX110等产品在中国和公司选择的特定东南亚国家的独家、永久、可转让、可分许可的研发和商业化产品的权利。
2019—01—30	济民制药	University of California, Irvine		是加州大学尔湾分校阿兹海默症科研方面在中国的独家合作伙伴,公司对其科研成果在中国技术转化具有优先权[①]。
2019—01—31	再鼎医药	GSK, Sanofi, UCB		获得来自GSK、赛诺菲以及UCB的3个产品在全球的独家临床开发、注册、生产以及销售权。
2019—01—31	再鼎医药	TESARO, PARATEK, BMS		与TESARO、PARATEK、BMS合作的3个产品取得大中华区权益。

资料来源:兴业证券经济与金融研究院。

依靠购买国外研发创新资产而不建立自己的研发体系,仅仅是一种商业模式,很难真正建立起核心技术平台,也很难有自己可持续发展的赛道。同时,这些购买来的资产在可开发性和商业价值方面也存在风险。如跨国企业之所以把这些资产售卖,有可能已对这些产品失去开发信心,也有可能是存在缺陷而无法开发成高质量的新药等。因此,一国的医药研发创新必须推动本国研发型企业特别是小型技术创新公司加快研发创新,累积国内的研发创新资产。只有这样,才是真正推动该国医药行业研发创新的步伐。

5.1.7 研发链条不完善

从研发创新产业链来看,研发创新包括基础研发、支持生产的应用基础研发、应用技术研发及先进管理研发等环节。长期以来,基础研发和概念实验主要由政

[①] 韦婷. 国产抗阿尔茨海默药获批!一文带你看中国阿尔茨海默药物市场发展现状. [EB/OL]. (2019—11—07). https://www.qianzhan.com/analyst/detail/220/191106-7ae6259c.html.

府的公共资金支持,生产技术的研发资金主要由企业或私有资金支持,而介于基础理论和应用技术之间的应用基础技术——共性技术研发薄弱,以致形成了研发链上的断谷,阻碍了基础研究成果向应用技术的转化(见图5—1),但这在医药研发创新十分发达的美国也不例外。要想解决这个问题,就需要多方的努力。

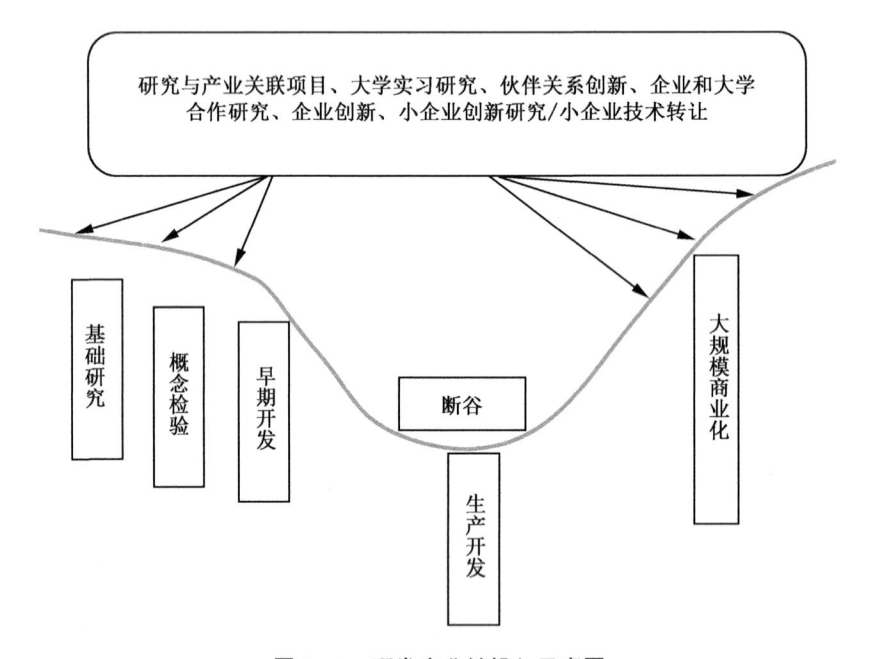

图5—1 研发产业链投入示意图

从美国 PhRMA 成员研发创新投入比例中可以发现,资金投入在研发的不同阶段占有不同的比例(见表5—3),而且由于新药研发需要的投资大、时间长,需要不同类型的研发者和投资者完成不同阶段的"接力"。而要完成这一"接力",除需要有强大的基础研发机构和大学外,还需要大量的风险投资、CRO、巨型医药企业及众多的医药和生物技术类创新型小公司的介入。

表5—3 美国 PhRMA 成员研发创新的阶段性投入比例

阶段	研发投入(百万美元)	比例(%)
临床前研究	11 168.7	15.6
临床1期	6 201	8.7

续表

阶段	研发投入(百万美元)	比例(%)
临床 2 期	8 277.4	11.6
临床 3 期	21 377	29.9
上市许可	2 788.7	3.9
临床 1 期	8 152.9	11.4
其他	13 433.8	18.8
合计	71 399.4	100

资料来源：TEConomy/BIO. Investment, Innovation and Job Creation in a Growing U.S. Bioscience Industry. https://www.bio.org/sites/default/files/legacy/bioorg/docs/TEConomy_BIO_2018_Report.pdf.

目前，由于我国在风险投资、CRO、巨型医药企业方面发育不足，造成了医药研发创新链条的严重不完善，"断谷"更加明显，以致无法迅速将基础研究的成果转化为应用技术，并制造新药。这成为阻碍医药研发的重要因素之一。

5.1.8 研发网络不强

医药产业是全球性产业，强大的医药研发需要建构强大的研发网络，吸聚、动用广泛的研发资源来支持。美国之所以在全球医药产业中占领导地位，与其具有强大的全球医药研发网络的支持是分不开的。从美国药物研发与制造商协会对其会员研发投资布局的统计来看，2017 年美国医药以本土为中心，在德国、英国、法国等欧洲地区，在日本、中国、韩国等亚洲地区，在加拿大、墨西哥、阿根廷等美洲地区，在澳大利亚和新西兰等大洋洲地区，在中东和非洲等地，都有不同程度的投资，从而在全球形成了强大的研发网络（见表 5—4）。

表 5—4　　2017 年美国药物研发与制造商协会会员企业研发投资地区结构

国家/地区	投资额(百万美元)	占比(%)
非洲		
埃及	7.3	0.0
南非	43.0	0.1

续表

国家/地区	投资额(百万美元)	占比(%)
其他非洲国家	22.5	0.0
美洲		
美国	55 755.0	78.1
加拿大	591.5	0.8
墨西哥	88.9	0.1
巴西	149.0	0.2
阿根廷	118.2	0.2
委内瑞拉	1.1	0.0
哥伦比亚	48.4	0.1
智利	25.6	0.0
秘鲁	10.9	0.0
其他拉美国家	98.5	0.1
亚太地区		
日本	1 115.6	1.6
中国大陆	508.2	0.7
印度	40.7	0.1
中国台湾	71.8	0.1
韩国	83.9	0.1
其他亚太国家	221.6	0.3
大洋洲		
澳大利亚及新西兰	293.3	0.4
欧洲		
法国	377.6	0.5
德国	759.6	1.1
意大利	227.3	0.3
西班牙	283.0	0.4
英国	2 569.2	3.6

续表

国家/地区	投资额(百万美元)	占比(%)
其他西欧国家	6 547.7	9.2
捷克	45.8	0.1
匈牙利	31.6	0.0
波兰	86.5	0.1
土耳其	56.6	0.1
俄罗斯	104.0	0.1
中东欧(塞浦路斯、爱沙尼亚、斯洛文尼亚、保加利亚、立陶宛、拉脱维亚、罗马尼亚、斯洛伐克、马耳他及其他中东欧国家)	509.7	0.7
中东		
沙特	11.9	0.0
其他中东国家(也门、阿联酋、伊朗、伊拉克、科威特、以色列、约旦、叙利亚、阿富汗、卡塔尔)	245.4	0.3
其他	248.2	0.3
合计	71 399.4	100.0

资料来源：PhRMA调查。

目前，中国的医药企业不但没有建构起良好的国际研发创新网络，而且国内的医药研发网络也不够发达。中国发达的医药研发网络的缺乏，严重限制了医药行业的研发创新。

5.1.9 研发投入不足

医药产业是研发密集型产业，研发投入是其发展的重要驱动力。美国一直重视医药研发创新投资。20世纪80年代以来，美国仅PhRMA成员公司的研发投入从1980年到2017年就增长了36.1倍，年均增长10.6%(见表5—5)。2017年美国PhRMA成员公司的研发投入达到714亿美元，NIH资助经费为262亿美元(见表5—6)，再加上NSF投入，美国当年的医药研发投入总计超过1 000亿美元。中国医药产业的研发投入从2003年起也在迅速增长，至2017年年均增长率达到20.93%，总量增长了13.3倍。中国医药产业规模以上企业的总研发投入为

533亿元人民币,仅相当于美国医药研发总投入的7%左右,还不及美国强生公司研发投入的80%。由此可见,中国医药研发投入严重不足。

表5—5　　　　1980—2017年美国PhRMA成员研发投入及年际变化率

年份	国内研发投入（百万美元）	年变化率（%）	国外研发投入（百万美元）	年变化率（%）	研发投入合计（百万美元）	年变化率（%）
2017	55 755.0	6.4	15 644.4	19.2	71 399.4	8.9
2016	52 418.2	9.0	13 120.1	13.8	65 538.3	9.9
2015	48 110.5	18.1	11 531.9	−7.9	59 642.4	12.0
2014	40 737.3	0.8	12 515.9	11.6	53 253.2	3.2
2013	40 396.0	7.7	11 217.6	−7.1	51 613.6	4.1
2012	37 510.2	3.1	12 077.4	−1.6	49 587.6	1.9
2011	36 373.6	−10.6	12 271.4	22.4	48 645.0	−4.1
2010	40 688.1	15.1	10 021.7	−9.6	50 709.8	9.2
2009	35 356.0	−0.6	11 085.6	−6.1	46 441.6	−2.0
2008	35 571.1	−2.8	11 812.0	4.6	47 383.1	−1.1
2007	36 608.4	7.8	11 294.8	25.4	47 903.1	11.5
2006	33 967.9	9.7	9 005.6	1.3	42 973.5	7.8
2005	30 969.0	4.8	8 888.9	19.1	39 857.9	7.7
2004	29 555.5	9.2	7 462.6	1.0	37 018.1	7.4
2003	27 064.9	5.5	7 388.4	37.9	34 453.3	11.1
2002	25 655.1	9.2	5 357.2	−13.9	31 012.2	4.2
2001	23 502.0	10.0	6 220.6	33.3	29 772.7	14.4
2000	21 363.7	15.7	4 667.1	10.6	26 030.8	14.7
1999	18 471.1	7.4	4 219.6	9.9	22 690.7	8.2
1998	17 127.9	11.0	3 839.0	9.9	20 966.9	10.8
1997	15 466.0	13.9	3 492.1	6.5	18 958.1	12.4
1996	13 627.1	14.8	3 278.5	−1.6	16 905.6	11.2
1995	11 874.0	7.0	3 333.5	＊＊＊	15 207.4	＊＊＊
1994	11 101.6	6.0	2 347.8	3.8	13 499.4	5.6
1993	10 477.1	12.5	2 262.9	5.0	12 760.0	11.1

续表

年份	国内研发投入（百万美元）	年变化率（%）	国外研发投入（百万美元）	年变化率（%）	研发投入合计（百万美元）	年变化率（%）
1992	9 312.1	17.4	2 155.8	21.3	11 467.0	18.2
1991	7 928.6	16.5	1 776.8	9.9	9 705.4	15.3
1990	6 802.9	13.0	1 617.4	23.6	8 420.3	14.9
1989	6 021.4	15.0	1 308.6	0.4	7 330.0	12.1
1988	5 233.9	16.2	1 303.6	30.6	6 537.5	18.8
1987	4 504.1	16.2	998.1	15.4	5 502.2	16.1
1986	3 875.0	14.7	865.1	23.8	4 740.1	16.2
1985	3 378.7	13.3	698.9	17.2	4 077.6	13.9
1984	2 982.4	11.6	596.4	9.2	3 578.8	11.2
1983	2 671.3	17.7	546.3	8.2	3 217.6	16.0
1982	2 268.7	21.3	505.0	7.7	2 773.7	18.6
1981	1 870.4	20.7	469.1	9.7	2 339.5	18.4
1980	1 549.2	16.7	427.5	42.8	1 976.7	21.5
平均		10.5		11.0		10.6

资料来源：PhRMA.

表 5—6　　　　　　　　　　2011—2017 年 NIH 研发资助　　　　　　单位：10 亿美元，件

年份	资助总额	大学生物科学研发投资	生物科学专利
2011	23.8	—	—
2012	23.6	—	—
2013	22.3	—	—
2014	22.2	40.4	25 721
2015	22.9	39.8	24 895
2016	24.6	42.0	25 294
2017	26.2	—	26 952

资料来源：TEConomy Partners analysis of National Science Foundation (NSF) Higher Education Research and Development (HERD) Survey.

5.1.10 新药研发难度不断加大

目前,新药研发费用大幅度增加,研发复杂性不断提高,研发时间跨度长,研发成功率降低,致使医药企业研发新药难度不断加大。如新药从临床前的探索研究开始,一般需要对 5 000~10 000 个化合物进行多轮筛选和反复试验,可能最终只有 1 个被开发成新药上市。而且,新药临床 1 期上市的成功率也在下降。20 世纪 80 年代临床 1 期上市率在 23%,2018 年降为 12%。根据塔夫茨药物研究中心的统计数据,新药开发费用不断迅速增长。20 世纪 70 年代研制成功一款新药大概需要 1.8 亿美元,目前则需要 26 亿美元。一款新药的研发也需要很长的时间,大约在 10~15 年。同时,由于人类疾病向着不断复杂化的方向发展,也降低了新药研发各个环节的效率,使得研发周期日益拉长,也意味着新药上市后的专利保护期在缩短,医药企业的预期盈利率大大下降,进而打击了研发企业的积极性。

另外,中国目前的人均 GDP 仅有 1 万美元,仍是发展中国家,支付新药价格的能力较弱,对新药研发创新的拉动能力有限。如从 2012 年到 2018 年,中国的住院率从 13.5% 增加到 18.3%,平均每次住院费用从 2012 年的 9 313 元增加到 2018 年的 11 181 元,年均增长仅 3.1%[1];2018 年全国居民人均医疗消费支出为 1 685 元,仅占人均消费支出的 8.5%。这种较低的支付能力无法强力拉动新药消费,进而促进医药研发创新。

5.1.11 创新激励不足,缺乏药效筛选模型

(1)我国医药政策对医药产业的创新激励不足

从整个药物研发链条分析,药物研发是技术创新,更是商业创新。技术创新的点仅在药物创制部分,对整个药物研发起更大作用的是整个体系的配合,涉及众多的专业学科参与、资本参与、专利制度介入及政府监管等环节,任何一个环节出问题都不利于整个药物经济的循环[2]。按照"药物研发—审批上市—市场销售—药物研发"的链条来看,只有销售能力强的企业才会获得更多的利润,才能支

---

[1] 张学高. 中国卫生健康统计年鉴[M]. 北京:中国协和医科大学出版社,2018:99-221.
[2] 张俊祥,李靖,丁红霞,汤黎娜. 中国坐拥 7000 多家药企 为什么还缺创新药?[EB/OL](2018-09-29). https://baijiahao.baidu.com/s?id=1612925641574975954&wfr=spider&for=pc.

持企业进行下一步的研发,也才有可能使企业创制出更多更好的药物。

从研制周期来看,美国的药物从早期研发到最终批准上市大约需要13～15年,药企在药物开发初期就申请专利保护,一般的保护期是20年。在此机制下,在专利过期、仿制药上市之前,原研药公司只有不到10年的通过销售该产品收回研发成本和盈利的时间。为此,美国推出了专利补偿制度,即将药物上市后的专利保护期延长到平均14年,以使研发企业从中获得更多的利润,从而具有更强的经济实力和兴趣去开展新的药物开发。美国完成新药研发、上市、销售这一循环大致需要25～30年[①]。

目前,中国90%的企业难以把精力投入真正的药物"创新",以致其产品主要是派生药和仿创药。而派生类药为主的国内创新药物出现时,市场上的仿制药已经开始销售,这等于我们的创新药其实是在与成本、价格很低的仿制药竞争,在市场销售竞争中自然处于明显的劣势地位。中国还没有进行过药物整个生命周期的研究,基本没通过延长保护期使企业大幅增加创新收益的激励机制。没有有效的激励机制,就不可能带来巨大的发展。现阶段我国虽然加大了人才引进和政策支持力度,但医药产业领域依然没有获得预期效果,缺乏激励机制恐怕是主要原因。

(2)技术发展链条不完善,缺乏药效筛选模型

目前,我国医药企业虽然在化学合成、药代动力学和临床前毒理安全性评价等方面已有很高的研发水平,但没有合适的药效筛选模型,以至于在国外发表临床前药效筛选模型之前无法进行药物筛选。而国外公司往往要在临床Ⅱ期后才发表他们的模型。这直接导致我们的跟随创新很难达到真正的快速跟进,也是我国新药往往在国际原研药已过专利期后才获得批准的原因[②]。

5.2 促进医药企业研发创新的对策

5.2.1 鼓励企业逐步向研发创新转型

市场需求是企业发展的直接动力。为满足市场需求,企业一方面需要强化生

[①②] 张俊祥,李靖,丁红霞,汤黎娜. 中国坐拥7000多家药企 为什么还缺创新药?[EB/OL].(2018-09-29). https://baijiahao.baidu.com/s? id=1612925641574975954&wfr=spider&for=pc.

产能力,另一方面需要不断提高研发能力,以提供新产品,优化产品结构。而要实现上述目标,企业需要动用集群内外的资源,从而使集群之间的互动得以加强。随着集群互动的加强,企业的研发创新能力进一步提高,于是市场空间得到进一步拓展。

如华海在台州本部集群、上海药物产业集群、美国新泽西州医药产业集群中相继设立子公司,形成了以华海(美国)公司为核心的国际研发与市场开拓平台、以上海和杭州研发中心为核心的国内开发平台、以汛桥研发中心为核心的生产与工艺改进注册申报平台等协同支持网络,大大提升了研发能力。

因此,鼓励企业结合自身特征,逐步由重销售向重研发创新转型,是中国医药产业发展的必由之路。

5.2.2 加强政府资金投入,加快风险资本市场建设和 CRO 发展

由于医药具有社会福利性,又具有很高的风险,政府加大资金支持是保持和激励医药创新的关键。如 2010—2016 年美国政府仅对生物医药研发投入超过 1 000 亿美元,640 亿美元与 84 个创新性首创药物有关。总体来看,2010—2016 年美国 FDA 批准的 210 个新药都与美国国家卫生研究院资助的研究有关。而且还有超过 200 万篇科研论文直接与这 210 个新药相关或者与这 210 个药物的生物标靶相关,其中有 60 万篇科研论文是美国国家卫生研究院资助课题。美国国家卫生研究院的资助更关注基础理论研究,政府资助经费的 90% 用于基础的靶向研究,仅有不足 10% 的资助用于药物的研究。"这凸显了政府资助下的生物医药基础研究对药物发现和开发进程的关键影响。"[1]加强政府资金投入,毫无疑问可以有效推进中国医药产业的研发创新。

医药产业属于高风险的资本密集型产业。发达的风险资本市场是医药产业研发创新有力的推进条件。据统计,美国 1/4 的医药产业发展得益于风险投资的支持。目前,我国风险资本市场建设滞后,是我国医药产业创新孱弱的重要原因

---

[1] 周舟. 美政府 6 年投资逾千亿美元推动新药开发[EB/OL](2018-01-12). http://k.sina.com.cn/article_2810373291_a782e4ab02000ce7v.html.

之一。因此，应动用各方力量，鼓励风投人才集聚，培育风投基金成长，吸聚大型国际风投基金进入并开展业务，以推进医药产业研发创新的发展。

CRO 是专门从事合同研发的组织，能够有效组织大型企业、研发机构和大学进行目标任务研发。CRO 本身具有研发设施和资金，可自行研发，也可投资建厂。由于 CRO 通常拥有很多专利、技术、发明等，可以通过转让技术专利，支持其他投资者或企业在不同的集群内建立企业。CRO 可以缩短研发时间，节省 20% 以上的研发成本。正因上述特征，CRO 已成为医药产业研发创新的"发动机"。目前，CRO 参与了全球 1/3 以上的新药研发。我国医药新政的不断深化和实施，将加速推进医药研发创新。因此，大力发展 CRO 是推动医药产业研发创新的重要举措。

5.2.3 改善研发创新生态

(1)改善研发创新"生态结构"，再造研发生态系统

在新建从而增生集群企业的基础上，鼓励集群通过大学与研发组织孵化、大企业集团裂化等方式来增生新型药物技术公司，不断更新企业研发创新系统。同时，积极推进医药企业的集团化、大型化和国际化，重整产业研发链条，强化各集群的研发优势特色，着力培育新药研发型企业群、高仿药—首仿药企业群、CRO 企业群和全球化研发企业群，压缩传统企业群，从而推进研发创新力的快速发展。

(2)完善产权体系

药品的研发周期长，资金投入量大，成功率低，研发一种新药需要冒很大的风险。私营化在一定程度上可以通过经营活动降低内部化风险。因此，保持清晰的产权和持续的激励机制，是促进药品研发不断发展的重要举措。1981—1990 年美国 92% 的新药专利归私有产业；1994 年美国有 100 个专利药问世，其中 99% 有私有专利权。尽管 NIH 在进行一些基本生物医疗项目的研究，但将这些生物医疗研究变成救命的医疗技术的主要是私有部门。因此，继续推进民营化进程，完善产权体系，对促进当前医药产业的研发创新有着十分重要的意义。

(3)建立专项基金

美国医药产业集群发达的各州都具有多种基金、医药研发项目等，作为促进集群中核心企业根据自身能力与优势，不断在各个集群中布局各类分支机构，运行各类研发、生产或营销项目的支持。同时，各州还根据自身的优势条件，推出不

同的鼓励集群发展的优惠措施,吸引其他医药产业集群的企业来此投资经营。正因如此,辉瑞、雅培、强生等大型医药企业才得以在几乎所有的美国主要医药产业集群内设置研发机构,从而使美国主要的医药产业集群通过这些密集的联系构筑成一个功能强大的研发网络,造就了美国全球研发创新最发达、最有效的模板。这种互动一旦形成,能高效、迅速地传递各集群的医药研发资讯,根植于集群的企业都能够享受这一网络的研发创新资源和研发创新知识及技能的外溢,强化自身研发能力。

目前,我国各级地方政府十分重视医药产业集群建设及研发创新。就政府的支持措施来看,大多以构造低商务成本区,直接支持企业的技术、产品研发和生产等为主。这些措施在短期内固然有效地推动了医药产业研发创新的发展,但难以形成大力增强医药研发创新的长期效果。因此,应改变战略,出台新的长效性的支持政策,如建立医药研发创新支持基金,推出多种开发项目等,以产学研合作的方式,支持大投入、长时间的基础研究、共性技术及产业化发展。

(4)推动大学和研发机构建设,构筑研发平台

大学及研发机构是医药产业研发创新的发生器,具有促进医药产业制度及产品创新的功能和机制。美国波士顿—剑桥医药产业创新的强力持续发展就得益于大学和研发机构的高质量推动,就在于这里有十多家世界一流大学和大量联邦政府实验室,坐落在这一地区的MIT药学院是世界三大药学院之一。因此,世界上大多数大型医药跨国公司,如默克(2家)、雅培(1家)、辉瑞(1家)、罗氏(2家)、诺华(2家)、圣诺非安万特(5家)、阿斯利康(2家)、百时美施贵宝(5家)、葛兰素(4家)等,均在这里设立研发机构。英国剑桥、牛津等地的医药产业集群发展也有这样的因素在内。如剑桥大学和牛津大学是世界上的著名学府,其药学院也是世界三大药学院之一,支撑了剑桥与牛津医药产业研发创新的国际地位。

目前,我国虽有中国药科大学、北京大学、南京大学、上海交通大学、复旦大学、浙江大学等国内名校,并建有数十家医药国家重点实验室和省市级重点实验室,但这些大学的研发能力、机制、效率均较低下,实验室规模小,研发能力亦不足,难以适应国际一流研发的需要。因此,应继续加强医药大学和研发机构建设,以提升新药研发能力为目标,构筑多层次的研发平台,促进医药产业研发创新的发展:

①促使大学和研发机构孵化医药研发企业,在医药产业集群内广泛布局。

②大力吸引海外研发创新型医药企业及大型医药跨国公司研发中心和中小型医药技术公司。

③强化对地方企业的技术服务、人才培养与输送。

④广泛开展大学、研发机构与企业的产学研合作研究,推进产业化进程。

⑤发挥大学及研发机构在国际联系方面的优势,组织地方医药企业、欧美一流的研发机构、大学和跨国公司等共同参与研发项目、论坛等,引导医药企业的研发创新发展方向,培育集群特色,促进分工合作,从而使我国医药企业在与海外医药企业互动发展中形成医药产业制度与研发创新的进步。

5.2.4 构建良好的医药产业共性技术平台

共性技术的公共产品特性决定了其发展需要政府的支持。许多共性技术的研发需要政府、企业、大学和研发组织共同完成,这一过程本身即创造了有效的研发创新机会。目前在我国医药研发系统中,基础研发设施建设相对较快,平台建设迅速,企业应用技术创新发展很快,但介于基础研究和应用技术研究之间的共性技术研发明显不足。虽然我国建立了一系列国家重点实验室、国家工程研究中心和国际工程技术研究中心等研究机构,它们同大学及其他相关研发组织、大型医药企业共同组成了药物共性技术研究平台,但该平台的主体偏弱,系统性与效能发挥不足。因此,应进一步构建良好的医药产业共性技术研发平台,在联合推进共性技术研发中推动研发创新进程,提高研发效率和产出,形成促进医药产业互动发展的长效机制:

①支持大学、研发机构在制药领域的共性技术开发;

②重点支持医药类国家重点实验室和地方重点实验室在基础研究、共性技术开发等方面的功能拓展;

③大力促进国家医药工程研究中心和工程技术研究中心的发展;

④鼓励大型医药企业的共性技术研究;

⑤鼓励和支持相关公共药物研发机构的共性技术研究。

5.2.5　强化行业协会的作用

行业协会具有促进行业自律、维护区域品牌、组织企业共同维护自身利益、协调集群企业利益分配、加强信息传导、推动集群企业合理决策等职能。行业协会上述职能的行使不仅发生在产业集群内部,也发生在不同产业集群之间,从而有力地促进医药产业研发创新的发展。美国东北部(波士顿—新泽西—纽约地区)医药产业创新能力强大的一个重要原因,即在于医药产业协会的有力支持。目前,我国各省区市医药行业协会已经建立起来,但其职能作用的发挥尚显不足,对医药研发创新的促进作用有限。因此,推进医药行业协会的发展,是当前推动我国医药产业研发创新的重要环节。

5.2.6　科学确定研发方向

当前中国的创新药呈现很好的发展苗头,涌现了许多新药,如:治疗肺癌的新药,如恒瑞的卡瑞利珠、正大天晴的安罗替尼、贝达药业的恩沙替尼、信达生物的PD-1抗体药物(信迪利单抗);治疗乳腺癌的新药,如恒瑞制药的吡咯替尼、复宏汉霖的曲妥珠单抗、微芯生物的西达苯胺;治疗晚期结(直)肠癌的新药,如和记黄埔的呋喹替尼;治疗晚期胃癌的新药,如恒瑞的靶向药物阿帕替尼;治疗血液肿瘤的新药,如复宏汉霖的利妥昔单抗、百济神州的赞布替尼;治疗糖尿病的新药,如瀚森制药的活塞那肽、微芯生物的西格列他钠;治疗黄斑变性的新药,如康弘药业的康柏西普;治疗丙肝的新药,如歌礼制药的达诺瑞韦、拉维达韦;治疗中危-2/高危骨髓增生异常综合征(MDS)、急性髓系白血病(AML)和慢性粒单核细胞白血病(CMML)的新药,如正大天晴和汇宇制药的阿扎胞苷。虽然这些新药并非严格意义上的新药,但它们是高质量的生物类似药,标志着中国在生物医药创新方面的飞速发展,也标志着中国新药研发进入新时代。

然而,要真正推动医药行业的研发创新,增加成功率,提高研发创新绩效,研发出真正的新药,还需要把握好未来的市场需求,将研发创新置于科学的轨道之上。长期以来,巨型医药企业是引导和展示世界新药研发的方向标。从本书统计的部分重要医药跨国公司的新药研发来看,全球新药研发的最强维度是抗肿瘤药(36.07%),其后依次是自身免疫(10.93%)、抗病毒(8.74%)、呼吸系统

(7.65%)、神经系统(6.56%)、糖尿病(6.01%)、心血管(5.46%)、血液系统(3.83%)、抗菌类(3.28%)、皮肤(2.73%)、其他(8.74%),见表5—7。

表5—7　　　　　　截至2019年上半年国际巨型药企在研新药品种①　　　单位:个,%

药品类别	数量	占比	药品类别	数量	占比	药品类别	数量	占比
抗肿瘤	66	36.07	神经系统	12	6.56	抗菌类	6	3.28
自身免疫	20	10.93	糖尿病	11	6.01	皮肤	5	2.73
抗病毒	16	8.74	心血管	10	5.46	杂类	6	3.28
呼吸系统	14	7.65	血液系统	7	3.83	其他	10	5.46

因此,我国的医药研发创新也需要以抗肿瘤、自身免疫、抗病毒、呼吸系统、神经系统、糖尿病、心血管等领域的治疗药物研发为主导。当然,在此过程中也要考虑我国患者的特点,灵活调节研发的具体方向和战略。就癌症药物来说,全球死亡率最高的癌症依次为肺癌(18.4%)、结肠直肠癌(9.2%)、胃癌(8.2%)、肝癌(8.2%)、乳腺癌(6.6%)。由于人口众多,中国拥有大量的癌症患者。在全球每新增100个癌症患者中,中国占21个;中国确诊的癌症患者超过1万人/天,平均每分钟有7个人被确诊为癌症患者②。但中国癌症发病结构具有自身特点,十大癌症发病率依次是肺癌、乳腺癌、胃癌、结肠癌、肝癌、食道癌、甲状腺癌、宫颈癌、脑癌、胰腺癌,见表5—8。中国在癌症药物研发布局中要充分关注这一特点。

表5—8　　　　　　　　　中国十大癌症发病率排序

排序	类别	男性	女性
1	肺癌	肺癌	乳腺癌
2	乳腺癌	胃癌	肺癌
3	胃癌	肝癌	结直肠癌
4	结直肠癌	结直肠癌	甲状腺癌

---

① 本表统计的巨型医药企业包括诺华、辉瑞、罗氏、赛诺菲、强生、默沙东、艾伯维、葛兰素史克、阿斯利康、新基、百时美施贵宝、安进、诺和诺德、拜尔、吉利德、礼来、艾尔建、夏尔和德国勃林格殷格翰等。

② http://www.chyxx.com/industry/201806/649922.html.

续表

排序	类别	男性	女性
5	肝癌	食道癌	胃癌
6	食道癌	前列腺癌	宫颈癌
7	甲状腺癌	膀胱癌	肝癌
8	宫颈癌	胰腺癌	食道癌
9	脑癌	脑癌	子宫癌
10	胰腺癌	淋巴癌	脑癌

5.2.7 建设综合性平台设施及国家新药基金

针对药物信息庞大而专业且被西方大跨国公司垄断,中国数据积累和查询困难的弊端,应加快建设中国医药信息库。该信息库应遵循医药产业的全球性特征和研发的国际化规律,具有综合、系统和全面的特点,至少包含新药物库、成熟药物库、在研药物库、专业人才库、政策库和专利库等子库。通过信息库战略,努力打通中国医药数据与国际数据的融合通道,并为CDE新药审批提供基础数据,加速新药审批的速度,以形成对新药研发的全方位支持。

针对新药研发需要大量资金支持,而我国医药研发投资有限,企业对新药研发的资金数量小且不稳定的弊端,应建立医药研发创新资金尤其是大型国家新药研发基金,专门支持重大新药研发及新药研发基础设施建设。

5.2.8 增强国际竞争力

目前,医药新政下我国医药企业的发展战略正在发生巨大转变,各地政府应借此良机,加强对核心企业的分类指导,激发核心企业的发展"抱负",提升核心企业的研发创新"热情",推进其国际化程度和国际竞争力水平的提高。

①支持海正、华海、海翔、新合成等医药企业加快出口结构转型。上述企业的主要业务为面向国际市场的原料药生产,经过一段时间的发展,已具有较好的国际化经验和能力。今后应支持它们通过企业购并,发展广泛的战略联盟,推动它们加大研发投入,加强制剂出口比重,逐步形成新药研发能力,增强国际竞争力。

②支持复星、恒瑞、上海医工院的新药研发战略。上述企业具有较强的研发能力和一定的制药一体化基础，而且制定了以新药研发为核心的长期发展战略。因此，要支持这类企业在当前仿制研发的基础上，加强高价值仿制药的研发比重，淘汰低价值仿制药的研发，逐步形成新药研发与以高仿药为主的研发创新体系。

③支持上海医药、浙江医药、国药集团、华东医药、九州药业、华润的发展，提升其竞争力。上述企业的长项在于营销方面，应支持这些企业继续以销售业务为基础，通过 IT 和 AI 技术的装备，提升销售效率，发展新零售，提升竞争力。

④支持扬子江、先声等企业重组和民营化进程，推进其国际化和新药研发功能。上述企业的发展历史很长，研发基础与企业网络相对较好，具有较好的研发基础，但因体制、战略等方面的原因，近年来其发展受到了一定的限制。应支持这些企业转变经营体制，强化新药研发战略，以促进新药研发为契机，提升研发创新的综合能力。

⑤支持阿斯利康、施贵宝、葛兰素、默沙东、拜耳等大型外资企业在我国的制造和研发业务。上述企业均为国际知名的大型医药跨国公司，在国际市场上不仅占有很大的市场份额，而且有着强大的研发实力和良好的营销网络。应支持这些企业对我国医药企业实行兼并和重组，支持我国企业加强与这些跨国公司的合作，以使自己嵌入跨国公司的全球互动网络，并通过与这些企业的互动发展，提升自己的出口能力和研发资源的全球化动用能力，壮大自身的研发创新实力，促进自身国际化水平与国际竞争力的提高。

⑥支持辉瑞、罗氏、礼来、葛兰素、诺华、艾伯维等研发中心扩大规模。作为国际知名的大型医药跨国公司，上述企业不仅研发实力强，而且在国际市场上有着良好的研发创新网络。应通过它们的研发组织，将中国的研发创新生态深刻地嵌入其全球研发创新的生态之中，以创造国际化的研发网络，促进我国医药企业的研发水平，提升我国医药研发创新的等级和竞争力。

参考文献

[1]Agarwal S. P. , Ashwani Gupta R. D. Technology transfer perspectives in globalizing India[J]. Technology Transfer,2007,32:397—423.

[2]Ahokangas P. , Hyry M. , Rasanen P. Small technology-based firms in fast-growing regional cluster[J]. New England Journal of Entrepreneurship, 1999,2:19—26.

[3]Alan E. S. Can we afford to lose the pharmaceutical industry in the EU? [J]. European Business Review,1996,96(4):18—25.

[4]Alan E. S. The importance of the pharmaceutical industry to the UK economy[J]. Journal of Management in Medicine,1998,12(1):5—20.

[5]Alan E. S. Recent legal and policy developments affecting the EU pharmaceutical business environment[J]. European Business Review,1997,97(6):267—278.

[6]Alan Goldhammer, Scott M. Lassman. Pharmaceutical Supply Chain Security:A view from the pharmaceutical research and manufacturers of America [J]. Journal of Pharmacy Practice,2006,19:239—243.

[7]Alev M. Efendioglu. Bay Area and Hsinchu (Taiwan) biotech clusters:A comparative analysis[J]. Journal of Asia-Pacific Business,2005,6(4):45—61.

[8]Alexandra W. A competing or co-operating cluster or seven decades of combinatory resources?What's behind a prospering biotech valley?[J]. Scandinavian Journal of Management,2004,20:125—150.

[9]Alka C. TRIPs and patenting activity:Evidence from the Indian pharmaceuti8cal industry[J]. Economic Modelling,2009,26:499—505.

[10]Amalya L. O. On the duality of competition and collaboration:Network-based knowledge relations in the biotechnology industry[J]. Scandinavian Journal of Management,2004,20:151—171.

[11]Amnon F. Why high-technology firms choose to locate in or near metropolitan areas[J]. Urban Studies,2001,38(7):1083—1101.

[12]Andrea M H. Contrasting the resource-based view and competitiveness theories:how pharmaceutical firms choose to compete in Germany,Italy and the UK[J]. Strategic Organization,2008,6:343—374.

[13]Andreas A. L. ,Vangelis S. Network embeddedness and new-venture internationalization:Analyzing international linkages in the German biotech[J]. Journal of Business Venturing,2008,23:567—586.

[14]Anhel S. ,Ray H. The strategic impact of internet technology in biotechnology and pharmaceutical firms:Insights from a knowledge management perspective[J]. Information Technology and Management,2003,4:289—301.

[15]Anil N. ,David A. ,Larry F. Localized advantage in a global economy:The case of Bangalore[J]. Thunderbird International Business Review,2007,49(5):591—618.

[16]Anna L. Licensing and scale economies in the biotechnology pharmaceutical industry[M]. Palo Alto:Stanford University,2007:56—76.

[17]Annick W. ,Marc B. ,Harry S. The role of inter-unit coordination mechanisms in knowledge sharing:a case study of a British MNC[J]. Journal of Information Science,2006,32:539—561.

[18]Anupama P. Breakthrough innovation in the U. S. biotechnology industry:the effects of technological special space and geographic origin[J]. Strategic Management Journal Strat. Mgmt,2006,27:369—388.

[19]Athanasios Z. Pharmacoeconomics for the pharmaceutical industry in Europe:A literature review[J]. International Journal of Pharmaceutical Medi-

cine,2003,17(5—6):201—209.

[20]Aubrey Cattell W., Gangi Mike J., Shankar S. Pharmacogenomics: the future of healthcare, Kellog School of Management working paper,2005.

[21]Barak S. A., Joel A. C., Baum Anne P. Inventive and uninventive clusters: The case of Canadian biotechnology[J]. Research Policy,2008,37:1108—1131.

[22]Battelle/BIO. Technology,talent and capital: State bioscience initiatives 2008. http://www. bio. org/sites/default/files/v3battelle-bio_2010_ industry_ development. pdf.

[23]Battelle/BIO. State bioscience industry development. http://www. bio. org/sites/default/files/v3battelle-bio_2012_ industry_ development. pdf.

[24]Battelle/BIO. State bioscience jobs, investments and innovation 2014. https://www. bio. org/sites/default/files/Battelle-BIO-2014-Industry. pdf.

[25]Bee Ed. Knowledge networks and technical invention in America's metropolitan are as: A paradigm for high-technology economic development[J]. Economic Development Quarterly,2003,17:1—15.

[26]Bohumir P.. Patent protection and pharmaceutical R&D spending in Canada[J]. Canadian Public Policy,1999,25(1):29—46.

[27]Bohumir P. Pharmaceutical innovation as a collective action problem: An application of the economic theory of alliances[J]. The journal of world intellectual property,2004,4:157—192.

[28]Brian W., Stuart J., Richard K. Managing generic competition and patent strategies in the pharmaceutical industry[J]. Journal of Intellectual Property Law & Practice,2008,3(4):226—235.

[29]Brigitte G., Bernard D.. Innovation and network structural dynamics: Study of the alliance network of a major sector of the biotechnology industry[J]. Research Policy,2005,34:1457—1475.

[30]Bruce R. B., Jeffrey S. H. Walking a tight rope: Creating value through inter-organizational relationships[J]. Journal of Management,2000,26(3):367—

403.

[31]Calin G. Positioning strategies in the value-added chain of the biopharmaceutical sector: the case of UK SMEs[J]. Journal of Consumer Marketing, 2004, 21(7): 476—485.

[32]Carolin H., Hans-Martin Z. Cluster performance reconsidered: Structure, linkages and paths in the German biotechnology industry, 2006. http://papers. ssrn. com/sol3/papers. cf.

[33]Caroline L., Helen N. Changing management-union relations: Consultation in the UK pharmaceutical industry[J]. Economic and Industrial Democracy, 2001, 22: 357—382.

[34]Charles Pahudde M. Marketing pharmaceuticals in Japan: background and the experience of US firms[J]. European Journal of Marketing, 1997, 31(8): 561—582.

[35]Caron H., John T., Richard W. P. Technology clusters versus industry clusters: resources, networks, and regional advantages[J]. Growth and Change, 2006, 37(2): 141—171.

[36]Catherine M. Market structure, R&D and advertising in the pharmaceutical industry[J]. The Journal of Industrial Economics, 1999, 47(2): 169—194.

[37]Chang-Yang L. Do firms in clusters invest in R&D more intensively? Theory and evidence from multi-country data[J]. Research Policy, 2009, 23: 1—13.

[38]Chidem K. Dynamic economies of scope in the pharmaceutical industry[J]. Industrial and Corporate Change, 1998, 7(3): 501—521.

[39]Cho D-S., Moon H-C. A nation's international competitiveness in different stages of economic development[J]. *Advances in Competitive Research*, 1998, 6(1): 5—9.

[40]Chris C., Simango B.. Corporate strategy R&D and technology transfer in the European pharmaceutical industry: Research findings[J]. European Business Review, 2000, 12(1): 28—33.

[41]Chris H., James B. Organizational networking in UK biotechnology

clusters,British Journal of Management,2006,17:55—73.

[42]Chris Z,CPP,CFE. Protecting the pharmaceutical supply channel[J]. Journal of Pharmacy Practice,2006,19(4):236—238.

[43]Christel L. The external sourcing of technological knowledge by US pharmaceutical companies: Strategic goals and inter-organizational relationships [J]. Industry and Innovation,2007,14(1):5—25.

[44]Christian Z. Clustering biotech: A recipe for success? Spatial patterns of growth of biotechnology in Munich,Rhineland and Hamburg[J]. Small Business Economics,2001,17:123—141.

[45]Christina M. L. Using the North American Industry Classification System to identify national industry cluster templates for applied regional analysis [J]. Regional Studies,2008,42(3):305—321.

[46]Claudette C. ,Shari P. Economics of quality in a contract pharmaceutical organization[J]. Managing Service Quality,2000,10(5):269—272.

[47]Claudio J. , Silvia P. Public administration and R&D localization by pharmaceutical and biotech companies: A theoretical framework and the Italian case-study[J]. Health Policy,2007,81:117—130.

[48]Coleman James S. Social capital in the creation of human capital[J]. American Journal of Sociology,1988,37(5):95—120.

[49]Daniel S. Evaluation of down stream integration in the US pharmaceutical industry[J]. International Journal of Pharmaceutical and Healthcare Marketing,2007,1(2):143—158.

[50]David B. A. The role of small firms in U. S. biotechnology clusters[J]. Small Business Economics,2001,17:3—15.

[51]Davide C. , Vittorio C. Forms of creation of industrial clusters in biotechnology[J]. Technovation ,2006,26 :1064—1076.

[52]David H. Understanding the dynamics of the pharmaceutical market using a social marketing framework[J]. Journal of Consumer Marketing,2005,22(7):388—396.

[53]Dirk C H. Process analytical technologies in the pharmaceutical industry:The FDA's PAT initiative[J]. Anal Bioanal Chem,2006,384:1036-1042.

[54]Gino F. ,Pisano G. Do managers' heuristics affect R&D performance volatility?,Working Paper HBS Division of Research,2006.

[55]Glenna M. "The Los Angeles of the North" San Jose's transition from fruit capital to high-tech metropolis[J]. Journal of Urban History,1999,25:459-476.

[56]David M. R. ,Richard D. S. ,Zyglidopoulos C. The internationalization journey of a high-tech cluster[J]. Thunderbird International Business Review,2005,47(5):529-554.

[57]Devanath T. Role of technological innovations for competitiveness and entrepreneurship [J]. The Journal of Entrepreneurship,2008,17(2):103-115.

[58]Dinar K. ,Steven L. From imitation to innovation:The evolution of R&D capabilities and learning processes in the Indian pharmaceutical industry [J]. Technology Analysis & Strategic Management,2007,19(5):589-609.

[59]Dinesh A. Post-trips technological behavior of the pharmaceutical industry in India,Science[J]. Technology & Society,2004,9(2):243-271.

[60]Diiara A. M. ,Nancy D. R. Research and markets:The Indian pharmaceutical industry:diversification[J]. Expansion & Ambitions, Business Wire,2009,3:34-38.

[61]Dmitri G. M. Using capital markets as market intelligence:Evidence from the pharmaceutical industry[J]. Management Science,2005,51(10):1467-1480.

[62]Donna M. D. C. Competencies and imitability in the pharmaceutical industry:An analysis of,their relationship with firm performance[J]. Journal of Management,2003,29:27-50.

[63]Duane M. K. New horizons in pharmaceutical technology[J]. Annals of the American Academy of Political and Social Science,1983,468:182-195.

[64]Duncan R. W. ,Allen D. E. Generic substitution in the UK pharmaceuti-

cal industry: A Markovian analysis[J]. Managerial and Decision Economics, 1985,6(2):93—101.

[65]Dunning J. H. *Internationalizing Porter's diamond*[J]. *Management International Review*,1993,33 (2):7—15.

[66]Edward F. , Henry R. , Harvey G. Clusters and economic development outcomes:An analysis of the link between clustering and industry growth[J]. Economic Development Quarterly,2008,22:324—344.

[67]Edward J. F. ,Michael I. L. Cluster analysis as a mode of inquiry:Its use in science and technology policy making in North Carolina[J]. European Planning Studies,2003,11(1):11—23.

[68]Ernst R. B. ,Iain M. C. ,Zvi G. ,Theodore E. K. ,Martin N. B. Pharmaceutical innovations and market dynamics:Tracking effects on price indexes for antidepressant drugs [J]. Microeconomics,1996,96:133—199.

[69]Etienne B Y. Clusters as a driving engine for FDI[J]. Economic Modelling,2009, 17(4):1—12.

[70]Fabio P. ,Massimo R. Technological regimes and the growth of networks:An empirical analysis[J]. Small Business Economics,2002,19:205—215.

[71]Fiona M. ,Scott M. Barriers to entry,brand advertising and generic entry in the U. S. [J]. Pharmaceutical Industry,1998,8:123—135.

[72]Fiona M. ,Scott M. Entry decisions in the generic pharmaceutical industry[J]. The Rand Journal of Economics,1999,30(3):421—440.

[73]Foss,N. J. Selective intervention and internal hybrids:Interpreting and learning from the rise and decline of the Oticon Spaghetti Organization[J]. Organization Science,2003,14:331—349.

[74]Fotopoulos G. ,Spence N. Regional variation of firm births,deaths and growth patterns in the UK,1980—1991[J]. Growth and Change,spring 2001,32: 151 —173.

[75]Fuming J. The determinants of international pharmaceutical firms' FDI in China:a comparison between early(pre-1992) and late (from-1992) entrants

[J]. Management Decision,2001,39(1):45—56.

[76]Fu-Sheng T., Linda H. Y. H., Shih-Chieh F.,Julia L. L. The co-evolution of business incubation and national innovation systems in Taiwan[J]. Technological Forecasting & Social Change,2009,76:629—643.

[77]Gertler M. S.,Levitte Y. M. Local nodes in global networks:The geography of knowledge flows in biotechnology innovation[J]. Industry and Innovation,2005,12(4):487—507.

[78]Gilmore M.,Smith D. J. Set-up reduction in pharmaceutical manufacturing:an action research study[J]. International Journal of Operations & Production Management,1996,16(3):4—17.

[79]Graham L. Strategic group theory:Review,examination and application in the UK pharmaceutical industry[J]. Journal of Management Development,2006,25 (4):386—408.

[80]Granovetter M. Economic action and social structure:The problem of embeddedness[J]. American Journal of Sociology,1985,91,481—510.

[81]Harrison A. E. Productivity,imperfect competition and trade reform:Theory and evidence[J]. Journal of International Economics,1994,36:53—73.

[82]Helen L. S.,Saverio R.,Shamistha S. Oxfordshire biomedical university spin-offs:evolving system[J]. Cambridge Journal of Regions, Economy and Society,2008,1:303—319.

[83]Henry G. G.,John M. V.,Lacy G. T. Estimating the effects of regulation on innovation:An international comparative analysis of the pharmaceutical industry[J]. Journal of Law and Economics,1978,21(1):133—163.

[84]Henry G.,John V. A new look at the returns and risks to pharmaceutical R&D [J]. Management Science,1990,36(7):804—821.

[85]Hsien-Che L.,Joseph Z. S. A comparison of innovation capacity at science parks across the Taiwan Strait:the case of Zhangjiang High-Tech Parkand Hsinchu Science-based Industrial Park[J]. Technovation,2005,25:805—813.

[86]Hugh T. , William M. T. Pharmacoeconomics and pharmaceutical outcomes research:new trends, new promises, new challenges[J]. Medical Care,1999,37(4):111—153.

[87]Humphrey J. Opportunities for SMEs in developing countries to upgrade in a global economy. Small Enterprise Development (SEED), Working Paper,2002,No. 43,International Labour Organization,Geneva.

[88]Isidre M. New directions for the biopharma industry in Canada:modelling and empirical findings[J]. Management Decision,2008,46(6):880—893.

[89]Ismo L. ,Raine H. ,Taru H. Price-cost margin in the pharmaceutical industry:Empirical evidence from Finland[J]. The European Journal of Health Economics,2004,5(2):122—128.

[90]James D. A. , Eric C. , Jeffrey L. J. The influence of Federal Laboratory R&D on industrial research[J]. The Review of Economics and Statistics,2003,85(4):1003—1020.

[91]Jan V. , Bjorn A. . Regions, Absorptive capacity and strategic coupling with high-tech TNCs:Lessons from India and China[J]. Science, Technology & Society,2006,11(1):39—68.

[92]Jane D. B. , Julian C. S. The Indian challenge:The evolution of a successful new global strategy in the pharmaceutical industry[J]. Technology Analysis & Strategic Management,2007,19(19):611—624.

[93]Jason O. S. ,Massimo R. ,Fabio P. ,Walter W. P. Comparison of U. S. and European university-industry relations in the life sciences[J]. Technology Transfer ,2002,20:24—43.

[94]Jean-Pierre S. Strategic partnering between new technology:Based firms and large established firms in the biotechnology and micro-electronics industries in Belgium[J]. Small Business Economics,1993,5:271—281.

[95]Jeho L. Innovation and strategic divergence:An empirical study of the U. S. pharmaceutical industry from 1920 to 1960[J]. Management Science,2003,49(2):143—159.

[96]Jennifer W. S. Firms' knowledge-sharing strategies in the global innovation system: Empirical evidence from the flat panel display industry[J]. Strategic Management Journal,2003,24(3):217—233.

[97]Jerker M. ,Ola J. Knowledge collaboration and proximity: The spatial organization of biotech innovation projects[J]. European Urban and Regional Studies,2006,14(2):115—131.

[98]Johan H. ,Mark K. Embodied knowledge and sectoral linkages: An input-output approach to the interaction of high- and low-tech industries[J]. Research Policy ,2009,38:459—469.

[99]John A. ,Adetola A. Biotechnology R&D partnership for industrial innovation in Nigeria[J]. Technovation,2005,25:349—365.

[100]John B. . Transnational regulation of the pharmaceutical industry[J]. The annals of the American Academy of Political and Social Science,1993,525:12—30.

[101]John M. V. ,Peter G. Technical change and firm size: The pharmaceutical industry[J]. The Review of Economics and Statistics,1974,56(3):294—302.

[102]John R. V,Weston J. F. Returns to research and development in the US pharmaceutical industry[J]. Managerial and Decision Economics,1980,1(3):103—111.

[103]John V D,Mine K Y. An overview of science and cents: Exploring the economics of biotechnology[J]. Economic & Financial Policy Review,2002,3:1—17.

[104]Jorge N. ,Tomas G. B. The competencies of regions —Canada's clusters in biotechnology[J]. Small Business Economics,2001,17:31—42.

[105]Josep D. . Pharmaceutical expenditure in Spain: Evolution and cost containment measures during 1998— 2001[J]. The European Journal of Health Economics,2003,4(3):151—157.

[106]Josh L. ,Robert P. M. . The control of technology alliances: An empiri-

cal analysis of the biotechnology industry[J]. The Journal of Industrial Economics,1998,46(2):125—156.

[107]Joyce G. ,Barry G. British Columbia's biotechnology industry:Blending research, business and lifestyle[J]. Drug Discovery Today,2005,10(12):816—819.

[108]Judith J. M. Networks and linkages among firms and organizations in the Ottawa-region technology cluster[J]. Entrepreneurship & regional development,2004,16:351—368.

[109]Jui-Kuei C. ,I-Shuo C. TQM measurement model for the biotechnology industry in Taiwan [J]. Expert Systems with Applications, 2009, 36: 8789—8798.

[110]Jürgen B. Competition,innovation and regulation in the pharmaceutical industry [J]. Managerial and Decision Economics,1983,4(2):107—121.

[111]Justman M. ,Teubal M. ,Zuscovitch E. (Editors). Technological infrastructure policy for renewed growth:The Jerusalem Institute for Israel studies [M]. Jerusalem,in Hebrew,1993:123—201.

[112]Kaplinsky R. Globalization and unequalization:What can be learned from value chain analysis? [J]. Journal of Development Studies,2000,37(2):117—146.

[113]Kaplinsky R. ,Morris M. A. Handbook for value chain research[C]. Paper for IDRC 2002.

[114]Karel C. ,Lars-Hendrik R. ,Benoit L. The relative impact of actual and potential rivalry on firm profitability in the pharmaceutical industry[J]. Strategic Management Journal, 1999, 20(1):1—14.

[115]Karel O. C. ,Dan S. Strategic group formation and performance:The case of the U. S. pharmaceutical industry,1963—1982[J]. Management Science,1987,33(9):1102—1124.

[116]Karen R. Technology sourcing through acquisitions:Evidence from the US drug industry [J]. Journal of International Business Studies,2005,36:89—

103.

[117]Kartik K. Globalised research and development:A case study of Bangalore,India[J]. Journal of Entrepreneurship,2003,12:225-240.

[118]Kartik K. Does collaborating with academic improve industry science? Evidence from the UK biotechnology secto1988-2001[J]. Aslib Proceedings:New Information Perspectives,2005,57(3):261-277.

[119]Kazuyuki M. Growing R&D collaboration of Japanese firms and policy implications for reforming the national innovation system[J]. Asia Pacific Business Review,2008,14(3):339-361.

[120]Keat Chuan. Singapore's biomedical sciences landscape[J]. Journal of commercial biotechnology,2008,14(2):41-148.

[121]Kevin R. Interregional collaboration and innovation in Vancouver's emerging high-tech cluster[J]. Tijdschrift voor Economische en Sociale Geografie,2005,96(3):298-312.

[122]Knut B. Hariolf Grupp. Interdependencies between the science and technology infrastructure and innovation activities in German regions:Empirical findings and policy consequences[J]. Research Policy,1999,28:451-468.

[123]Krugman P. Geography and Trade[M]. Cambridge:The MIT Press,1991:76-79.

[124]Lanjou W. The introduction of pharmaceutical product patents in India:'Heartless exploitation of the poor and suffering'?,NBER Working Paper No. 6366,2009.

[125]Laura B. Cardinal,technological innovation in the pharmaceutical industry:The use of organizational control in managing research and development[J]. Organization Science,2001,12(1):19-36.

[126]Laura M.,Fabio P.,Massimo R. Dynamic competition in pharmaceuticals:Patent expiry,generic penetration,and industry structure source[J]. The European Journal of Health Economics[J]. 2004,5(2):175-182.

[127]Laura W. Research and markets:The Indian pharmaceutical industry

[J]. Management,2009,19(5),589—609.

[128]Lawton S. H. ,Ho K. Measuring the performance of Oxford University,Oxford Brookes University and the government laboratories' spin-off companies[J]. Research Policy,2006,35:1554—1568.

[129]Lea P. K. The performance appraisal process of pharmaceutical product managers in Canada:an empirical study[J]. Journal of product & brand management,1999,8(6):463—487.

[130]Liz B. Improving the pharmaceutical supply chain:Assessing the reality of equality through e-commerce application in hospital pharmacy[J]. International Journal of Quality &Reliability Management,2005,22(6):572—590.

[131]Louis G. ,Jeffrey L. S. Pharmaceutical firms and the transition to biotechnology:A study in strategic innovation[J]. The Business History Review,Gender and Business,1998,72(2):250—278.

[132]Lovel E. R. ,Evel M. D. ,Rose R. ,Lamb E. J. NHS laboratories can provide a service to the pharmaceutical industry:a personal experience[J]. Ann Clin Biochem,2000,37:751—757.

[133]Luigi O. The (failed) development of a biotechnology cluster:The case of lombardy[J]. Small Business Economics,2001,17:77—92.

[134]Lynn Helena Caporale,1995,Chemical ecology:A view from the pharmaceutical industry[J],Proc. Natl. Acad. Sci. USA,92:75—82.

[135]Mahmud H. Do mergers and acquisitions create shareholder wealth in the pharmaceutical industry? [J]. International Journal of Pharmaceutical and Healthcare Marketing,2007,1(1):58—78.

[136]Manucher F. Managing technology transfer to China conceptual framework and operational guidelines[J]. International Marketing Review, 1997, 14(2):92—106.

[137]Martin H. Innovation patterns and location of European low- and medium-technology industries[J]. Research Policy,2009,38:483—494.

[138]Maryann F. ,Schreuderb Y. D. A. . Initial advantage:The origins of the

geographic concentration of the pharmaceutical industry in the mid-Atlantic region[J]. Industry and corporation change,2006,15(3):839—862,.

[139]Maryann P. F,Richard F. The geographic sources of innovation:Technological infrastructure and product innovation in the United States[J]. Annals of the Association of American Geographers,1994,84(2):210—229.

[140]Michael G. The tyranny of distance:Biotechnology networks and clusters in the antipodes [J]. Research Policy,2008,37:1132—1144.

[141]Michel G. L. Streamlining the supply chain in the pharmaceuticals industry[J]. Logistics Information Management,1996,9(6):6—10.

[142]Michelle G. National institutions, public—private knowledge flows, and innovation performance:A comparative study of the biotechnology industry in the US and France[J]. Research Policy,2006,35:1052—1068.

[143]Michel R. ,Nicholas J. A. ,Janet C. Practitioner perpestive pharmaceutical marketing return-on-investment:A European perspective[J]. International Journal of Pharmaceutical and Healthcare Marketing,2007,1(2):174—189.

[144]Mohammed R. ,Tim S. R&D and marketing integration in NPD in the pharmaceutical industry[J]. European Journal of Innovation Management,2000,3(4):222—231.

[145]Mohan R. K. N. ,Prasad B. V. L. S. Strategic management of biopharmaceutical knowledge for improved R&D productivity[J]. Global Business Review,2003,4:257—269.

[146]Moon H. - C. ,Rugman A. M. ,Verbeke A. *A generalized double diamond approach to the global competitiveness of Korea and Singapore*[J],*International Business Review*,1998,7:135 - 50.

[147]Monica S. ,Martin J. B. ,Holbrook J. A. A comparison of R & D indicators for the Vancouver biotechnology Cluster [J]. Journal of commercial biotechnology,2008,14(3):233—246.

[148]Moshe J. ,Morris T. Technological infrastructure policy (TIP) creating capabilities and building markets[J]. Research Policy,1995,24:259—281.

[149]Nadine R. ,John H. Inter-firm R&D partnering in pharmaceutical biotechnology,since 1975:Trends[J]. patterns,and networks Research Policy,2006,35:431—446.

[150]Namatie T. Networks and rapid technological change:Novel evidence from the Canadian biotech industry[J]. Industry and Innovation,2006,13(1):41—68.

[151]Osmo K. ,Jukka V. The emerging field of biotechnology—The case of Finland,science[J]. Technology,& Human Values ,2003,28 (1):141—161.

[152]Padmore T,Schuetze H,Gibson H. Modeling systems of innovation:An enterprise-centered view[J]. Research Policy,1998,26(6):605—624.

[153]Paul B. ,Alok C. Generic knowledge strategies in the U. S. pharmaceutical industry[J]. Strategic Management Journal,Special Issue:Knowledge and the Firm,1996,17:123—135.

[154]Philip C. . Life sciences clusters and regional science policy[J]. Urban Studies,2004,41(5/6):1113—1131.

[155]Pietrobelli C. ,Rabellotti R. How globalization affects Italian industrial districts:The case of Brenta[C]. In Local Enterprises in the Global Economy:Issues of Governance and Upgrading,ed. Hubert Schmitz. Cheltenham,U K:Elgar,2004:99—132.

[156]Poh-Lin Yeoh and Kendall Roth. An empirical analysis of sustained advantage in the U. S. pharmaceutical industry:Impact of firm resources and capabilities[J]. Strategic Management Journal,1999,20(7):637—653.

[157]Porter,M. E. The Competitive Advantage:Creating and Sustaining Superior Performance[M]. New York :Free Press,1985:23—133.

[158]Porter,M. E. Competitive advantage of nations[J]. Harv. Bus. Rev. ,1990,68 (2),73—93.

[159]Porter,M. E. The economic performance of regions[J]. Regional Studies,2003,37(6—7):549— 578.

[160]Porter,M. E. The five competitive forces that shape industry[J]. Har-

vard Business Review,2008,86(1),78—93.

[161]Pouder R., St. John C. H. Geographical clusters of firms and innovation[J]. Academy of Management Review,1996,21(4):45—67.

[162]Pradeep K. R,Shams U.. Public policy and the role of multinationals and local enterprises in the Indian drugs and pharmaceuticals industry[J]. Global Business Review ,2000,1:207—229.

[163]Pradeep K. M,Atul S. India:Coping with the challenges of the global technology order[J]. Science Technology Society,2001,6:23.

[164]Rachel L,Pascale R,Sandrine W. An analysis of science—industry collaborative patterns in a large European University[J]. J Technology Transfer, 2009,34:1—23.

[165]Raine H., Martti K., Pekka Y.. International mega-trends and growth prospects of the Finnish biotechnology industry: Recent economic research and policy implications[J]. Journal of commercial biotechnology,2005,11(2):134—145.

[166]Rajesh K. P.. Leveraging knowledge:Indian industry. expectations and shortcomings[J]. Global Business Review,2005,6:231—249.

[167]Ramkrishnan V. Tenkasi, Marshal C. Chesmore. Social networks and planned organizational change: The impact of strong network ties on effective change implementation and use[J]. Journal of Applied Behavioral Science,2003, 39:281—300.

[168]Rao S. L. Indian companies in an open economy[J]. Economic and Political Weekly,2001,36(5/6):457—461.

[169]Rarkesh Basant,Panka Chandra. Role of educational and R&D institutions in city clusters:An exploratory study of Bangalore and Pune Regions in India[J]. World Development,2007,35(6):1037—1055.

[170]Raveendra Chittoor,Sougata Ray. Internationalization paths of Indian pharmaceutical firms — A strategic group analysis[J]. Journal of International Management1,2007,3:338—355.

[171]Raymond Smilor, Niall O'Donnell, Gregory Stein. The Research university and the development of high-technology centers in the United States[J]. Economic Development Quarterly, 2007, 21 (3): 203—222.

[172]Rebecca Henderson, Iain Cockburn. Measuring competence? Exploring firm effects in pharmaceutical research[J]. Strategic Management Journal, 1994, 15 (Special Issue: Competitive Organizational Behavior): 63—84.

[173]Rebecca Henderson, Iain Cockburn. Scale, scope, and spillovers: The determinants of research productivity in drug discovery[J]. The RAND Journal of Economics, 1996, 27(1): 32—59.

[174]Reinhilde Veugelers, B Cassiman. R&D cooperation between firms and universities. Some empirical evidence from Belgian manufacturing[J]. International Journal of Industrial Organization, 2005, 23: 355—379.

[175]Richard De Martino, David Reid, Stelios Zyglidopoulos. Balancing localization and globalization: exploring the impact of firm internationalization on a regional cluster[J]. Entrepreneurship & regional development, 2006, 18: 1—24.

[176]Richard Florida, Martin Kenney. The globalization of Japanese R&D: The economic geography of Japanese R&D investment in the United States[J]. Economic Geography, 1994, 70(4): 344—369.

[177]Richard T. Harrison, Sarah Y. Cooper and Colin M. Mason. Entrepreneurial activity and the dynamics of technology-based cluster development: The case of Ottawa[J]. Urban Studies, 2004, 41(5/6): 1045—1070.

[178]Robert Dalp. Interaction between public research organizations and industry in biotechnology[J]. Managerial and decision economics, 2003, 24: 171—185.

[179]Robert Dalp. Interaction between public research organizations and industry in biotechnology[J]. Managerial and Decision Economics, 2003, 24(2/3): 171—185.

[180]Robert Karaszewski. Evaluation of the external transfer of quality management systems of the world's largest corporations[J]. The TQM Magazine, 2004, 16

(6):418—425.

[181]Roberto Simonetti,Eric Archambault,Gregoire Cote. The Dynamics of Pharmaceutical Patenting in India:Evidence from USPTO Data[J]. Technology Analysis & Strategic Management,2007,19(5):625—642.

[182]Roger A. Prentis, Stuart R. Walker, David D. Heard and A. Martin Tucke. Pharmaceutical innovation and R&D investment in the UK [J]. Managerial and Decision Economics,1988,9(3):197—203.

[183]Rupert Booth. The role of supply-chainre-engineering in the pharmaceutical industry[J]. Logistics Information Management,1996,9(3):4—10.

[184]Rupert Waters,Helen Lawton Smith. Social networks in high-technology local economics,the case of Oxfordshire and Cambridgeshire[J]. European Urban and Regional Studies,2005,15(1):21—37.

[185]Sachin Chaturvedi. Evolving a national system of biotechnology innovation:Some evidence from Singapore[J]. Science Technology Society,2005,10:105—223.

[186]Samuel B. Graves,Nan S. Langowitz. Innovative productivity and returns to scale in the pharmaceutical industry[J]. Strategic Management Journal,1993,14(8):593—605.

[187]Sandra S. Liu,Michael Cheng. Toward a framework for entering China's pharmaceutical market[J]. Marketing Intelligence & Planning,2000,18(5):227—235.

[188]Sandro Mendonca. Brave old world:Accounting for 'high-tech' knowledge in 'low-tech' industries[J]. Research Policy,2009,38:470—482.

[189]Sanjaya Lall. Multinational companies and concentration:The case of the pharmaceutical industry[J]. Social Scientist, 1979, 7(8/9), Multinationals and Underdevelopment:3—29.

[190]Scott, A. J. *Regions and the World Economy:The Coming Shape of Global Production, Competition, and Political Order*[M]. Oxford University Press,1998:56—67.

[191]Ray, P. K. , Ur-Rahman, S. Public policy and the role of multinationals and local enterprises in the Indian drugs and pharmaceuticals industry[J]. Global Business Review, 2000, 1: 207—228.

[192]Shaver, J. Myles, Flyer, Fredrick. Agglomeration economies, firm heterogeneity, and foreign direct investment in the United States[J]. Strategic Management Journal, 2000(12): 1175—1193.

[193]Sina, J. F. , Galer, D. M. , Sussman, R. G. A Collaborative evaluation of seven alternatives to the Draize Eye Irritation Test using pharmaceutical intermediates[J]. Fundamental and applied toxicology, 1995, 26: 10—31.

[194]Shubham Chaudhuri, Pinelopi K. Goldberg, Panle Jia. Estimating the effects of global patent protection in, pharmaceuticals: A case study of Quinolones in India [J]. American Economic Review, 2006, 96(5): 1477—1514.

[195]Simcha Jong. How organizational structures in science shape spin-off firms: the biochemistry departments of Berkeley, Stanford, and UCSF and the birth of the biotech industry[J]. Industrial and Corporate Change, 2010, 15(2): 251—283.

[196]Stafford, R. O. . The growth of American pharmaceutical biology, bioscience, 1966, 16(10): 672—679.

[197]Steven Casper, Anastasios K. Commercializing science in Europe: The Cambridge biotechnology cluster[J]. European planning studies, 2003, 11(7): 805—821.

[198]Steven Casper. How do technology clusters emerge and become sustainable? Social network formation and inter-firm mobility within the San Diego biotechnology cluster[J]. Research Policy, 2007, 36: 438—455.

[199]SubbaNarasimha, P. N. , Ahmad, Sohel, Mallya, Sudhirkumar N. Technological knowledge and firm performance of pharmaceutical firms[J]. Journal of Intellectual Capital, 2003, 4 (1): 20—33.

[200]Sujata Patel. Work and workers in Mumbai, 1930s—1990s: Changing profile[J]. Enduring Problems Economic and Political Weekly, 1998, 33 (46):

2904—2908.

[201]Susan Standing,Craig Standing,Chad Lin. A Framework for managing knowledge in strategic alliances in the biotechnology sector[J]. Systems Research and Behavioral Science Syst. Res. 2008,25:783—796.

[202]Swann,Peter,Prevezer,Martha. A comparison of the dynamics of industrial clustering in computing and biotechnology[J]. Research Policy,1996,25:1139—1157.

[203]Tai-shan Hu,Chien-yuan Lin,Su-Li Chqng. Role of interaction between technological communities and industrial clustering in innovative activity: The case of Hsinchu District, Taiwan[J]. Urban Studies, 2005, 42(7):1139—1160.

[204]Theresa Woolridge. Canada: On the biopharmaceutical fast track[J]. Academic Research Library. 2004,17(2):62—66.

[205]Timothy B. Folta,Arnold C. Cooper,Yoonsuk Baik. Geographic cluster size and firm performance[J]. Journal of Business Venturing,2006,21:217—242.

[206]Timothy S. Schoenecker,Arnold C. Cooper. The role of firm resources and organizational attributes in determining entry timing:A cross-industry study [J]. Strategic Management Journal,1998,19(12):1127—1143.

[207]Toby E. Stuart,Salih Zeki Ozdemir,Waverly W. Ding. Vertical alliance networks:The case of university—biotechnology—pharmaceutical alliance chains [J]. Research Policy,2007,36:477—498.

[208]Tsai-Ju Liao. Cluster and performance in foreign firms:The role of resources,knowledge,and trust[J]. Industrial Marketing Management ,2008,2:1—9.

[209]Ulrich Dolata. Technological innovations and sectoral change :Transformative capacity,adaptability,patterns of change:An analytical framework[J]. Research Policy,2009,38:1066—1076.

[210]Urs Dahinden. Biotechnology:From inter-science to international controversies[J]. Public Understanding of Science,2002,11:87—92.

[211] Vesela Veleva, Maureen Hart, Tim Greiner. Indicators for measuring environmental sustainability: A case study of the pharmaceutical industry[J]. Benchmarking: An International Journal, 2003, 10 (2):107—119.

[212] Victor Gilsing, Bart Nooteboom, Wim Vanhaverbeke, Geert Duysters, Ad van den Oord. Network embeddedness and the exploration of novel technologies: Technological distance, between centrality and density[J]. Research Policy, 2008, 37:1717—1731.

[213] Vittorio Chiesa, Giovanni Tolettiv. Network of collaborations for innovation: The case of biotechnology[J]. Technology Analysis & Strategic Management, 2004, 16(1):73—96.

[214] Weiping Wu. Cultivating research universities and industrial linkages in China: The Case of Shanghai[J]. World Development, 2007, 35(6): 1075—1093.

[215] William S. Comanor. Research and competitive product differentiation in the Pharmaceutical industry in the United States[J]. Economica, New Series, 1964, 3(124):372—384.

[216] William S. Comanor. Research and technical change in the pharmaceutical industry[J]. The Review of Economics and Statistics, 1965, 47(2):182—190.

[217] William W. McCutchen Jr., Paul M. Swamidass. Motivations for strategic alliances in the pharmaceutical/biotech industry: Some new findings[J]. Journal of High Technology Management Research, 2004, 15:197—214.

[218] Yann Ferrand, Christina M. L. Kelton, Ke Chen. Biotechnology in Cincinnati: Clustering or colocation? [J]. Economic Development Quarterly, 2009, 23:127—140.

[219] Yi, Qian. Do national patent laws stimulate domestic innovation in a global patenting environment? A cross-country analysis of pharmaceutical patent protection, 1978—2002[J]. The Review of Economics and Statistics, 2007, 89(3): 436—453.

[220]Yoshiyuki Takeda,Yuya Kajikawa,Ichiro Sakata. An analysis of geographical agglomeration and modularized industrial networks in a regional cluster:A case study at Yamagata prefecture in Japan[J]. Technovation,2008,28:531—539.

[221]Young,Michael D. Globalization of the pharmaceutical industry:The physician's role in optimizing drug use,Journal of Clinical Pharmacology,1990,30:990—993.

[222]Yu-Chung Hung,Shi-Ming Huang,Quo-Pin Lin. Critical factors in adopting knowledge management system or the pharmaceutical industry[J]. Industrial Management & Data Systems,2005,105(2):164—183.

[223]Yu-Shan Su,Ling-Chun Hung. Spontaneous vs. policy-driven:The origin and evolution of the biotechnology cluster[J]. Technological Forecasting & Social Change,2009,76:608—619.

[224]Yuti Dalal,Scott Orn. Examining an innovative financing alternative for mid-stage biotechs[J]. Health Management ,2006,455 Special Topics(Winter):1—23.

[225]蔡宝家. 区域体育用品产业集群实证研究[J]. 上海体育学院学报,2006,(1):65—65.

[226]蔡之兵,张可云. 中国标准区域体系划分研究[J]. 湖北社会科学,2007,(6):72—76.

[227]曹军伟,顾海. 基于偏离—份额法评价江苏省医药制造业各子产业竞争力[J]. 中国药房,2006,(8):568—570.

[228]陈国东. 长澳牵手美国CRO—主流企业创新提速[N]. 医药经济报,2008.11.17.

[229]陈国东. 只有创新才能圆制药强国梦[N]. 医药经济报,2008—11—24.

[230]陈剑锋,唐振鹏. 国外产业集群研究综述[J]. 外国经济与管理,2002,(8):22—27.

[231]陈晶. 科技政策与我国产业研发空间结构[D]. 中国科学技术大学博士论文,2011.

[232]陈柳钦.论产业集群竞争力的内涵和性质[J].福建行政学院学报,2009,(1):88—93.

[233]陈晓东.对江苏沿江医药制造业发展的调查和分析[J].产业经济研究,2005,(3):72—78.

[234]程正中.我国医药制造业投入产出效果实证分析[J].科技与管理,2007,(6):40—42.

[235]褚淑贞.中国医药制造业产业集聚实证研究[J].经济问题,2007,(5):53—55.

[236]费芳.我国制药业的产业组织研究[D].上海师范大学硕士论文,2007.

[237]范纯增.产业集群间互动发展的动力机制、合争强度与效应[J].经济地理,2011,(8):1319—1325.

[238]范磊.产业集群发展与城市竞争力提升互动机制研究[D].上海交通大学博士论文,2006.

[239]顾海.中国医药制造业的区位分析[J].南京社会科学,2007,(9):50—57.

[240]黄佩红.基于国际竞争力视角的我国医药制造业结构性分析[J].黑龙江对外经贸,2008,(1):6—9.

[241]课题组.上海企业产学研合作模式分析及发展对策研究[J].科技发展研究,2005,(25),1—7.

[242]李岱松.孵化器产业特征及我国孵化器营运模式探析[J].科研管理,2005,(3):8—12.

[243]李明珍.印度医药制造业发展路径、特点及其启示[J].科技管理研究,2011,(17):34—37.

[244]李宁.企业集群内部协调机制研究[D].山东大学博士论文,2006.

[245]刘慧明.我国医药制造业科技资源配置研究[T].东南大学硕士论文,2006.

[246]刘静梅.上海市医药制造业竞争力研究[J].同济大学硕士论文,2008.

[247]刘强,束其全,邱灿华.公共研发机构与我国中小企业技术创新[J].科学学研究,2003,(12)增刊:271—274.

[248]穆荣平.中国医药制造业国际竞争力评价[J].科研管理,2003,(2):127—135.

[249]彭司勋主编.中国医药统计年报[M].北京:中国医药出版社,2014:111—201.

[250]彭司勋主编.2007中国药学年鉴[M].上海:第二军医大学出版社,2008:251—253.

[251]彭司勋主编,2008中国药学年鉴[M].上海:第二军医大学出版社,2009:251.

[252]任冲.印度制药业走向世界模式探究——以印度制药业巨头瑞迪博士制药厂(DRL)为例[J].东南亚纵横,2012,(1):75—81.

[253]任寿根.新兴产业集群与制度分割——以上海外高桥保税区新兴产业集群为例[J].管理世界,2004,(2):56—62.

[254]尚洪涛,黄晓硕.中国医药制造业企业政府创新补贴绩效研究[J].科研管理,2019,40(8):32—42.

[255]孙慧,周好杰.产业集聚水平测度方法综述[J].科技管理研究,2009,(5):449—451.

[256]孙树华等编著.药物经济学与医药产业[M].北京:科学出版社,2004:55—99.

[257]孙一楠.日本医药产业研究及对我国的启示[T].沈阳药科大学硕士论文,2003.

[258]王淼.中国医药制造业技术成长路径及影响因素研究[J].华东经济管理,2008(1):88—92.

[259]王文娟.浙江台州市椒江区产业集群发展状况调研报告[J].中国党政干部论坛,2007(10):39—41.

[260]王先庆等.现代服务业集聚的模式与结构机理研究[J].商业研究,2011,(11):92—100.

[261]王彦芳.医药制造业竞争态势分析及战略选择[J].商业时代,2006,(3):7—9.

[262]吴晓隽.美国生物医药产业集群的模式、特点及启示[J].期中国科技论

坛,2008,(1):132—135.

[263]谢晓霞.上市公司股利政策与股价反应研究[J].财会通讯,2008,(2):6—8.

[264]曾焕恒.我国医药制造业市场绩效影响因素实证分析[J].中国药房,2008,(13):961—962.

[265]张劲帆,李汉涯,何晖.企业上市与企业创新——基于中国企业专利申请的研究[J].金融研究,2017,(5):160—175.

[266]张芹.安徽省家电产业发展现状及战略研究[D].合肥工业大学硕士论文,2006.

[267]张少兵.长三角地区医药产业链发展现状分析[J].江苏商论,2008,(1):165—167.

[268]张苏秋,陈秋怡,杨山.集团理论下产业集聚的低效率与产业演化[J].贵州商业高等专科学校学报,2013,26(3):12—17.

[269]章元,程郁,佘国满.政府补贴能否促进高新技术企业的自主创新？——来自中关村的证据[J].金融研究,2018,(10):123—140.

[270]赵玉林,邢光卫.我国医药制造业区域竞争力评价[J].经济问题探索,2007,(11):63.

[271]赵祥.非正式制度与企业集群发展的研究述评[J].中国软科学 2005,(9):90—97.

[272]朱之鑫.国家统计报表制度主要指标解释[M].北京:中国统计出版社,2000:88—156.

后 记

本书得到了上海交通大学行业研究院的资金支持,也得到了国家自然科学基金重点课题(No:71333010)、上海市政府重点课题(No:2016-A-77)、上海市科委重点课题(No:066921082、086921037、08DZ1206200)及上海市政府咨询课题(No:2016-GR-08、2009-A-14-B)等的支持。

医药产业是一个密切支持人类生命健康的关键产业。医药产业的重要产品是药品,药品的质量和疗效事关患者的治疗水平和生命长短与生活质量。医药产业又是一个高风险、高投入的产业。因为新药研发首先需要大量基础研究,然后从5 000~10 000个化合物中选择出成药可能性大的化合物,再经过复杂的研究过程,才能得到一款新药。这个过程包括临床前的研究、临床Ⅰ期、临床Ⅱ期、临床Ⅲ期、审批上市乃至临床Ⅳ期研究,还需要对上市后药物进行安全性评估和管理等多环节的复杂处理。一款新药的研制一般要花费10多亿美元乃至20多亿美元,付出10年或更长的时间。

由于医药产业关系到生命健康、民生福利,因此需要政府制定各种政策,密切管理,激励研发创新,生产更多质量高、疗效确切、价格合理、患者支付得起的药物,维持和提高国民福利。

长期以来,因为技术、政策、制度、研发能力等因素,我国医药行业呈现重生产流通、轻原发创新,药价虚高,药品质量良莠不齐,新药注册审批缓慢,重复建设和恶性竞争的态势;生产以普药和低值仿制药为主,缺少原发创新药。这一局面无法满足新时代国民日益增长的对高质量药品和高疗效新药的需求。近年来国家开启了前所未有的深度改革,如降低医药价格、提高药品质量、鼓励新药研制等,几乎涉及医药产业发展的各个环节。其中,激励研发创新是国家医药改革的核心和关键内容。只有医药产业资源更多地投入高仿药、首仿药、难仿药、孤儿药和原研新药的研发创新中,才能解决当前我国医药产业发展的诸多问题,生产的药品才能不断满足国民日益增长的健康需求。

当前若干医药新政频频出台,其效应如何?医药产业在医药新政下的绩效如何?医药新政下医药产业研发创新的阻制因素有哪些?对这些问题的回答是落实医药新政、促进研发创新的关键。因此,研究医药新政下医药研发创新是一项关系到国计民生的重要课题,具有很高的理论与实践价值。

本书基于医药政策、制度对医药研发创新的影响分析,阐述了产业集群对医药企业研发创新的影响,剖析了我国若干产业集群的发展,梳理并分析了我国医药政策改革的背景,列举了若干医药新政对研发创新的积极作用,构造计量经济模型计算了我国医药产业研发创新的决定因素,回归分析了我国医药产业研发创新及其绩效,总结了中国医药产业研发创新的制约因素,提出了促进医药研发创新的对策建议。

本书在写作过程中得到了上海交通大学安泰经济与管理学院顾海英教授和史清华教授的大力帮助,在此深表谢意!本书写作也得到了上海交通大学行业研究院的大力支持,得到了医药行业研究团队陈志洪副教授等团队成员的大力支持。硕士研究生李康隆从收集数据到数据处理全程参与,做了大量的工作,王许、吕锋、周郁伦、金玉婷等硕士生也为本书查阅、整理了部分数据,在此深表感谢!

本书能够出版离不开上海财经大学出版社刘光本博士的鼎力支持,在此深表感谢!本书的出版也得益于上海交通大学安泰经济与管理学院出版基金和上海交通大学行业研究院医药行业研究基金的资助。

由于水平有限,书中的缺点和错误在所难免,敬请广大读者批评指正。

范纯增
2021 年 12 月